身心并护临床实践

主　审　王建荣　张黎明

主　编　皮红英　马燕兰　王玉玲

副主编　侯惠如　侯军华　刘晓红

编　者　（按姓氏笔画排序）

丁艳琼　马燕兰　王玉玲　王秀梅　王松峰　王姝南　王晓媛
王淑君　亢　君　石砚芳　田　淬　朱秀勤　刘　华　刘志英
刘则杨　刘晓红　李　琼　李榕彬　杨　丽　杨　晶　库洪安
张　玲　陈兵阳　张丽萍　陈　越　林汉英　岳利霞　周　华
周玉虹　屈　波　赵　诺　赵　璇　侯军华　侯惠如　闻　智
夏　云　耿赫兵　郭　梅　郭宏晶　郭俊艳　麻玉秀　崔伯燕
章　洁　韩红芳　程凌燕　鲍莲华　褚　倩　冀　蓁

秘　书　李　冰

科　学　出　版　社

北　京

内 容 简 介

解放军总医院通过多年的理论探索、临床实践，在国内首先提出了"身心并护"护理模式，并用于临床护理实践，为患者提供了优质的护理服务。本书分4章介绍"身心并护"的理论模式，"身心并护"的管理模式和工作模式的具体路径及管理方法，以及"身心并护"实践案例等。内容具有指导性、实用性及经验的可借鉴性。

可供医院护理管理人员、临床护士及医学院校的师生参考阅读。

图书在版编目（CIP）数据

身心并护临床实践 / 皮红英，马燕兰，王玉玲主编 .—北京：科学出版社，2019.4

ISBN 978-7-03-061056-0

Ⅰ. ①身…　Ⅱ. ①皮…　②马…　③王…　Ⅲ. ①护理学　Ⅳ. ① R47

中国版本图书馆 CIP 数据核字（2019）第 073241 号

责任编辑：马　莉 / 责任校对：郭瑞芝
责任印制：李　彤 / 封面设计：龙　岩

科学出版社 出版
北京东黄城根北街 16 号
邮政编码：100717
http://www.sciencep.com

北京凌奇印刷有限责任公司 印刷
科学出版社发行　各地新华书店经销

*

2019 年 4 月第　一　版　开本：787×1092　1/16
2023 年 3 月第三次印刷　印张：11
字数：250 000

定价：55.00 元
（如有印装质量问题，我社负责调换）

序

护理学是现代医学的重要组成部分，护理质量是医疗质量的核心内容之一。为了适应"生物-心理-社会"的现代医学模式，国内外护理界都在积极探寻护理管理新模式，先后形成了责任制护理、整体护理等管理模式。

解放军总医院紧跟时代步伐，秉承"以人为本"宗旨，总结建院以来护理管理经验，较早提出了"身心并护"的理念，提高心理、精神照护对患者治疗和康复作用的认知，探索为患者提供生理、心理、精神全程护理，并全面融入临床路径，践行对患者生命更高层级、更高水平的尊重。身心并护管理模式经过近十年的临床实践，形成了一整套比较成熟的理论体系、制度体系、技术体系和评价体系。相关成果的先进性、实用性、有效性经过临床验证，逐步被同行认可并推广应用。

《身心并护临床实践》编写历时3年，汇聚了多位知名护理管理专家和众多专业护理团队的经验智慧。全书遵从护理人员的思维习惯，理论知识深入浅出，临床路径和案例分析清晰可鉴、可操作性强。特向护理专业人员推荐本书。

在本书付梓之际，向本书的编撰人员表示祝贺，向护理前辈和一线护理同志表示敬意。

谨以本书向国庆70周年献礼。

解放军总医院院长

任国荃

2019年4月

前　言

自2010年起，国家卫健委（原国家卫生部）大力倡导开展优质护理服务活动，并就"优质护理服务示范工程"提出了明确的活动目标和详尽的活动计划。自此，护理界在全国范围内掀起了一场大规模的质量改进热潮，重服务、抓质量成为各大医院护理队伍发展和革新的核心主题。改善护理管理组织形式、优化护理服务模式成为优质护理服务纵深推进的关键问题。解放军总医院在深化优质护理服务的总体方针指导下，提出了"身心并护"护理模式，即以患者为中心，通过规范化的护理能级管理和人力配置，强化人文关怀在护理工作中的应用，开展了"护身与护心并重"的优质护理服务。通过多年的理论探索、临床实践和科学优化，"身心并护"护理服务模式的概念与内涵和工作模式已基本形成，且运行良好，有效推进了优质护理服务工作的开展，并取得了较好成效。为此我们总结"身心并护"临床实践与管理经验，组织医院临床护理专家及科室护士长精心编写了本书。

本书分为4章，以践行"优质护理服务"为基础，结合解放军总医院多年来开展"身心并护"护理模式的工作经验，就"身心并护"的理论基础、临床实践、具体路径及管理方法进行了详细论述，并收录了"身心并护"实践案例，为临床开展"身心并护"护理模式提供可参照的方法和实践经验。本书在编写过程中，特邀临床护理专家和护理管理专家就"身心并护"和"优质护理服务"两大专题进行了深入的探讨和经验交流，并由临床一线的护士长共同编写，确保书中具体方法的科学性、实用性、指导性，以及实践经验的可借鉴性，以便广大临床护理工作者参考和实践。

鉴于编者的专业能力和学术水平有限，虽竭尽全力，仍可能有不妥之处，恳请读者和护理同仁不吝赐教，以督促我们今后不断改进。

解放军总医院护理部

皮红英

2019年2月

目 录

第1章

身心并护理论模式

护理学是一门以自然科学和社会科学理论为基础的、研究维护人类身心健康和促进人类身心疾病康复的护理理论、知识和技能的科学。在人类社会和医学科学发展进程中，护理学建立了对人、健康、环境、护理的独特思维方式和处理方法，并形成了不同阶段的护理模式。

第一节　身心并护理念的形成

当前医学模式已经从单纯的生物医学模式向生物 - 心理 - 社会医学模式转变，与之对应的护理模式也经历了功能制护理模式、责任制护理模式和系统化整体护理模式阶段。身心并护理论源于特定的社会背景、先进的医学理论基础、多年的临床实践。

一、身心并护模式产生的社会背景

改革开放以来，中国的政治、经济、文化都得到了长足的发展，医疗护理水平也得到极大提高，对疾病的诊治手段、手术方式、护理技术等已接近或达到国际先进水平。社会经济的高速发展，使得人们越来越重视自己的身心健康，可以借助先进的医疗手段减少和解决健康问题；社会文化的高度发展，人们对获得健康知识的愿望也更加强烈。越来越多的患者选择到大城市和大医院就诊，对医生、护士的期望也很高，已经不满足于单纯地接受治疗，而是利用各种途径获得健康知识，主动参与到自己的治疗过程，开始跟医生和护士讨论治疗方案的选择，更希望明白和了解疾病产生的原因，已经不满足于仅仅获得生理上的舒适，更加重视心理上的慰藉和社会性的支持。

中国社会老龄化日益加重的现状、年轻人来自工作和家庭的压力，以及其他社会原因，使得患者单独就诊住院的现象日益增加。临床护理人员除了完成日常医疗护理工作外，还要承担家庭成员的部分角色。护理工作压力日益增大，对患者的健康宣教、心理护理，以及帮助其获得社会支持的工作更显得尤为重要，而且贯穿患者整个治疗过程。

中国是一个多民族、多元文化的国家，各民族的文化背景、生活习俗和宗教信仰有很大差异，不同文化背景人群的健康观也有所不同，对护理服务也产生不同要求，多元文化背景下的人们渴望得到满足其文化需求的护理服务。此外，随着全球一体化进程的加速，护理服务的对象可能来自不同国度、不同种族、不同宗教信仰，由于文化背景的不同，必会产生不同的护理需求。

人民不是抽象的符号，而是一个个具体的、有情感的人的集合。今天，我们身处在这个政治、经济、科技、文化飞速发展的新时代，社会对护理服务的需求也更加丰富多样和个性化。解放军总医院积极应对社会发展进步对护理服务的需求，不断探索，改进护理服务理念和工作方式，逐步确立了身心并护的护理模式。

二、身心并护模式产生的理论基础

（一）疾病观和健康观的改变

现代的疾病观点认为，疾病的产生与一定的致病因素有关。西方医学多指细菌、病毒引起的机体损伤和机体内部机能的改变；中国传统医学则包括外因、内因和不内外因导致疾病的发生。越来越多的学者认为，疾病是身心病变相互作用导致的结果，并认同心身疾病涉及全身各个系统，几乎所有的躯体疾病都有心理因素的影响，而这些精神心理因素决定了其发病、临床表现、持续时间及对治疗的易感性。心理因素作用于人脑后，通过一定的生理中介机制如自主神经系统、内分泌系统、免疫与应激及心理反应，作用于靶器官发生生理改变，最终导致躯体症状或疾病的发生。

自世界卫生组织（WHO）1996年发布题为《迎接21世纪的挑战》的报告以来，21世纪的医学正从"疾病医学"向"健康医学"发展，从群体治疗向个体治疗发展。"个体化"医疗思想正逐步渗入到医学实践中，这就意味着21世纪的医学将不再是继续以疾病为主要研究对象，更为重要的是以人的健康为研究对象与实践目标的健康医学，由此也成为健康中国和未来医学发展的方向。

个性化护理需求指除因疾病本身产生的护理需求外，因患者或就诊者心理、社会因素变化而产生的差异性需求。社会的发展促进了护理服务需求的多样化，如城市化进程增加了保健护理服务需求，老龄化问题促发长期、居家护理服务，社区护理服务等延续护理服务需求。因此，要满足就医者不断发展变化的护理服务需求，就要求护理人员全面掌握社会及民众对护理服务的需求变化，以建立最优护理服务体系和服务模式。此外，随着多样化护理需求的形成与发展，护理人员的角色也在不断延伸，即护理服务正在由"单纯以医院为主护理服务"向"医院护理和社区护理并重"的方向发展。个性化护理需求按护理服务特性可分为以下几类。

1.诊疗护理需求　是患者对医疗卫生机构的基本要求，期望护理人员帮助患者充分利用医疗机构的资源，安全有效地获得最佳治疗和护理效果，最大限度地解除或减轻患者的痛苦，最终治愈疾病。

2.救治护理需求　危重患者病情变化快，治疗风险高，需要严密、连续、有效的病情观察，以掌握疾病的实时发展动态，及时实施抢救和治疗，挽救患者的生命。

3.心理护理需求　疾病本身及由此导致的心理社会压力，严重影响患者的应对能力和康复过程，所以在患病期间，患者更需要得到精神上的支持和帮助，心理上的抚慰和关心，使身心都能得到全方位的康复。

4.保健护理需求　"有病治疗，无病预防。"保健需求主要来自广大群众对健康认识的深化和对健康保护及健康促进的追求。因为人们希望做到"无病防病""有病早治""既病防残"，使生命的全过程都得到适当的保护。

5.临终护理需求　临终和死亡是人生必经的一个阶段，不论在否认期、愤怒期、商讨期、抑郁期还是接受期，都需要得到理解、安抚和情感支持，并需要减轻痛苦，提高存活质量，使患者内心感到平静；同时，临终患者的亲属也需要被关心和得到帮助，以帮助其顺利地度过失落与悲哀期。

6.人文关怀需求　人文关怀是人类社会文明高度发展的一个重要体现，它强调人与人之间的尊重和关爱。护理人文关怀的核心内容是护士将获得的知识内化后，自觉给予患者情感支持和帮助。随着医疗护理服务理念的发展，护理人文关怀在患者医疗服务过程中的重要性逐渐突显。特别是患者在门诊、急诊、住院及出院等各就诊环节中接受专业护理技术服务时，普遍期待得到护理人员的关注、理解和帮助，对人文关怀的需求逐渐增加。

但受"以治疗为中心，护理技术至上"观念的影响，患者对社会-心理支持的需求始终未得到全方位的重视。护理人员对人和生命的尊重与关爱还处于发展和完善阶段，医院护理人文关怀观念还需要不断提升，对就医者、患者仍然缺乏合理的同情和理解，仍然表现为重视在临床实践过程中"对疾病的护理"，而还不能真正达成重视"对患者的身心护理"；护理工作以执行医嘱和常规技术操作为中心，缺乏对患者全面、全程的人文护理。患者个性化需求分析是身心并护工作模式发展的基础，也是帮助护理人员全面了解患者的前提，在此基础上形成的身心并护工作模式将更加具有可行性、适宜性。

（二）医学模式和护理模式的转变

医学模式（medical model）是人类对健康观、疾病观、死亡观等重要医学观念的高度哲学概括，是人们对生命过程、健康及疾病的特点和本质的认识和历史总结，并据此指导卫生工作实践和医学教育，推动卫生事业发展，是医学工作者重要的理论武器。医学模式的发展经历了神灵主义医学模式、自然哲学医学模式、近代机械论医学模式、现代生物医学模式和生物-心理-社会医学模式5个阶段。生物医学模式（biomedical model）是以生物学过程解释健康和疾病，将生物学手段作为保健、预防和治疗疾病的主要、甚至是唯一手段的医学模式。生物医学模式始于文艺复兴之后，是经验医学转向实验医学的产物。这一时期医学家和生物学家们认为，每种疾病都是由一种确定的生物或理化因素引起，并在此基础上提出了病因、宿主、环境三者动态平衡概念，对现代医学的影响最大。但其过分强调了人类的自然属性和生物学特点，没有考虑患者的社会、心理和行为特性。1977年生物-心理-社会医学模式（bio-psycho-social medical model）被提出，其主要内容包括生物因素、环境因素、行为和生活方式及卫生服务四大因素，深刻地揭示了医学的本质和发展规律，从单纯的生物因素扩大到人的社会和心理因素，并从医学整体出发，对疾病从生物、心理、社会三方面的情况考虑做出诊断，为医学发展指出了更明确的方向，是人们对高质量医疗卫生服务需求的客观反映。医学模式的转变同样要求护理服务从过去注重对疾病的治疗护理，转向以人的健康为中心的整体护理上，即在护理服务对象上，把患者、残疾人、健康人作为一个整体；在护理服务内容上，把躯体护理、心理护理及社会护理作为一个整体；在护理管理体制上，把管理决策、管理制度、服务成效、服务环境及教育科研作为一个整体；在时间范围上，把服务于人的病前、病中、病后乃至生命的全过程作为一个整体。

随着责任制护理、整体护理及优质护理服务的推进,护理模式也发生了巨大的变化,护理服务模式中的工作内容、工作方法及程序也不断完善;整体护理模式的发展推进了护理工作的科学性、专业性、规范性,但真正体现为患者提供基于生理、心理、社会医学模式的内涵还有待完善。总体看还缺乏对患者个性化护理需求的整体设计,护理服务模式需要在传承的基础上不断丰富护理服务内涵。

护理服务模式在护理事业发展过程中经历了多个阶段,如何为患者提供个性化、专业化的身心护理服务是医院护理管理人员、护理专业人员深思的问题。随着护理学的发展和社会需求的不断提高,现代护理服务需尽快完成由“以疾病为中心”的功能制护理模式,向“以人文关怀、精神慰藉为牵引”的个性化身心并护工作模式的转变。因此,急需根据医院及护理发展的实际,探索出一种符合国情的、具有人文护理内涵的身心护理工作模式。

当前我国护理服务体系及服务运行主要集中在医院,以人为本的服务理念还没有普遍落地,护理方式和护理内容仍更多注重常规护理工作,未充分满足患者生活、心理、康复整体护理需求,护理服务供给还无法满足广大群众的健康需求。由于服务对象的全民性,服务活动的社会性及民众要求服务提供的合理性,护理服务必将面向社会、面向社区、面向家庭,从单纯医院内服务扩大到医院外的社区服务,这就要求护理人员除拥有丰富的临床护理知识和经验外,还需熟练掌握健康促进的知识和技术,特别是心理护理理论、方法和核心技术,并要根据临床实践有效运用人文学、心理学、社会学、营养学、教育学基本理论去解决常见护理、危重病护理及疑难症护理问题。同时,还需要有较好的人际交往能力,以便与其他专业人员(医师、药剂师、理疗师、康复治疗师等)一起形成医护协作团队,共同对患者、家庭、环境进行评估,提出护理计划,根据不同患者的生理、心理及社会文化状况,按不同需求提供全方位、个体化的护理服务。

三、身心并护理论模式产生的实践基础

解放军总医院提出的身心并护理论,源于医院60余年来的临床实践,源于一代代护理前辈经验的传承和总结。新中国成立以来,伴随医院的发展,在聂毓禅、段荣臻、赵静轩、秦力君、韩忠福、王建荣等护理前辈的努力下,医院逐步建立起一支受过良好的正规教育,基础好、素质优良的护理队伍。这支队伍始终坚守岗位职责和职业信仰,以治病救人为己任,怀揣对患者的大爱,坚持着护理事业的传承,以“帮助患者获得最大的舒适”为目的,不断改革创新,逐渐摸索出适合国情的身心并护理论模式。

建院初期,医院即提出让护理人员“以病房为家”的倡议,为了让患者得到良好的休养和诊治,医院不允许家属陪伴,患者的全部生活护理任务均由护理人员完成。医院实行“保护性医疗制”,即病房工作要求“三轻三好”,临床护理工作强调要为患者创造一个安静、整洁、优美的环境,注重“语言的治病和致病”的作用,提出“工作落实到床边上去”的要求,做到患者“想饮水,水到;想如厕,便盆到”。这些优良传统,一直被传承下来。

20世纪70年代末,生物-心理-社会医学模式的提出,医学思想发生了巨大变化,

也使以躯体护理为重的功能制护理开始转变。护理工作从"以疾病为中心"的功能制过渡到"以患者为中心"的责任制护理。解放军总医院创造性地实施了岗位责任制，即按工作岗位要求，确定其工作职责，护理部将工作岗位进行细化，增加了重护班、换药班等班次。1986年医院被选为"责任制护理"的试点医院，结合护理程序的应用，在全院逐步推广责任制护理，各职称级别护士的积极性都得到极大提高，护理质量开始人人有责，临床护士对患者从生理到心理再到生活护理，方方面面的护理工作都落实得更加到位，医院的护理工作受到患者的普遍好评。

20世纪90年代初期，原国家卫生部开始试行"按职称上岗"，解放军总医院被选作原解放军总后勤部卫生部的试点单位，并成立了按职称上岗改革小组。1992年，在大量前期工作的基础上，改革小组在国内创新性提出"按职上岗-责任制-学分制"三位一体的整体护理模式，即对患者实施责任制护理，对护士采取按职称上岗，对护理人员考评采用学分制，并且制订了"按职上岗实施方案"。同时，在整体护理模式上积极拓展护理服务内涵，各科室结合临床实际制定自己的实施细则和工作程序，外科提出了"五关"护理，即把握患者入院、术前、术后、康复期、出院前五关，做好整体护理。这种既符合总医院的临床工作实际，又达到国内先进水平的护理模式逐步建立起来。

进入21世纪，护理部开始倡议"因人施护，因病施护"，开展专科个性化护理服务，从患者的角度去探讨其内心世界，一点一滴去体会患者的真实感受，努力将人性化护理服务落到实处，构建充满关爱与尊重的和谐护患关系。护理部在全院范围内实施了"护理服务满意工程"，组织多种活动，提倡由以往的被动服务转变为主动服务，把"要你服务"变成"我要服务"，在全院护理单元大力开展创建"三优病区"活动，即以优良的技术让患者放心，以优质的服务让患者舒心，以优美的环境让患者安心。随着健康观念的改变，健康教育逐渐在临床中开展，推广了护士在进行护理操作前要有解释，操作中要有沟通，操作后要有交代；制作了专科健康教育宣传板；成立了解放军总医院健康教育学校，大力培养临床护士的健康教育能力，确保为患者做好疾病咨询、心理护理、康复指导和健康宣教护理服务。2005年，护理部加大管理力度，着手"创建示范病区，推广优质服务"工作，制定下发了《病区护理规范服务要求》，编写了《解放军总医院护理规范用语手册》，使规范化护理服务模式和服务经验得到推广。

2010年，全国卫生单位开始实施优质护理服务工程。为贯彻落实全国卫生工作会议精神和原解放军总后勤部卫生部关于加强临床护理工作的通知精神，医院成立了"优质护理服务示范工程"活动领导小组，在试点病区开展"无陪护"管理，使护士彻底摒弃对家属的依赖，真正回到患者身边，更全面细致地了解患者疾病诊疗过程中发生的各种病情变化，更加精细地做好患者住院期间的一切护理工作。老年病房患者平均年龄86岁，护理人员严格落实"服务思想牢、服务态度好、服务技术精、服务作风正、服务质量优、服务效率高"的服务标准，本着"以人为本"的护理理念，推行人文护理。通过零距离的亲情关怀，重视对患者进行感情投入和思想交流，激发患者内在的活力和潜能，增加其抗病的信心，全方位体现人文关怀。在护理人员中开展心理护理知识系列培训，加大心理关怀在临床实践的比重，设立心理护理疏导员，建立医护、患者、陪伴沟通交流日，关注老年患者的心理健康问题，使患者在住院期间得到全方位护理服务。还把对临终患者的人文关怀，拓展至家属及陪伴，给予更多的呵护，增强患者家属的认同感。

试点病区的做法收到良好效果，为了更好的起到"以点带面"的作用，护理部组织多场试点病区交流总结会，并对医院60余年来的优秀护理行为进行了总结分析，结合临床工作实际和不同临床科室特点，于2012年正式提出身心并护的护理模式，并与临床护理路径有机结合，将对患者的身心整体护理的内涵融入到责任护士对患者从入院到出院的整个护理过程中。身心并护理论模式是解放军总医院建院60余年来的护理理念的精华，是医院姓军为兵、服务人民的办院宗旨的真切体现。

第二节　身心并护模式的内涵

身心并护是护理工作适应医学模式转变的必然形态，是以人为本理念在护理工作中的具体体现，是解放军总医院护理人落实整体护理理念的具体实践形式，也是优质护理服务落地见效的具体表现。

一、身心并护模式的概念及内涵

身心并护理念旨在及时评估患者需求，主动、合理解决患者或就医者在就诊和住院期间的各个环节（门急诊期间、住院期间、围术期间、重症监护期间、康复期间、临终关怀期间）所面临的个性化身心健康问题。身心并护模式的特征是以生理、心理、社会医学模式为理论指导，以护理程序及临床护理路径为手段，将患者的护理需求融合在整个护理过程中，实现对患者身心整体护理。

（一）身心并护的概念

身心并护是将患者作为一个生理、心理、精神等多层面融合在一起的社会人来照顾、关怀及护理，将心理护理和精神护理的重要性提高到与身体护理相等的位置上来，它强化了护理人员对生命的尊重，对人性的满足及护患心灵的融合，更好地体现医疗护理服务的救治性、照护性、安抚性。简言之，身心并护是医学模式转变和身心整体护理前提下，以人为本理念在护理实践中的体现，也体现了护理对人生命的敬畏及心灵的关怀。

（二）身心并护的内涵

依据医院整体护理目标进行设计，打造一支具有良好职业素养、人文精神、创新精神的专业化护理团队，以此协同医疗服务，达到共同促进患者身心健康的目的，彰显护理专业的社会价值、行业价值，其内涵主要包括以下3个方面。

1.重视个体护理需求　身心并护模式是在整体护理发展的基础上，更加重视体现人文关怀的护理新模式。个性化身心护理期望将患者作为一个有病求医，同时具有自我性格和家庭社会特征的完整个体来看待，无论是内科、外科、专科的护理人员，都能针对患者的性别、年龄、病情诊断、心理特征进行全面分析，形成身心护理的关键内容。具体做法：在患者住院的各个阶段，结合临床护理路径，及时全面评估患者生理、心理方面的问题，形成个性化的护理方案，及时给予针对性的人文关怀及个性化护理措施，并及时评估护理效果。

2. 融合身与心并护理念　身心并护强调，在对患者的健康照护中，融入人文护理理念，应用科学的护理方法，为患者提供个性化护理。特别强调针对患者心理情绪问题，将普通心理护理及音乐、理疗、放松方法、康复训练等护理措施融合到日常护理工作中，疏解患者心理情绪问题，提供个性化的精神心理支持与帮助。为此，在实践中需要打造一支与身心护理需求相适应的，以及具有人文、规范、创新、专业的优秀护理团队。要求护理人员在关注多元化文化需求的基础上，提供诚心、耐心、细心、爱心、用心为一体的身心护理。

3. 身心并护的护理行为　在身心并护模式实施过程中，护理人员需要充分运用心理学知识和方法为患者健康服务，强调通过护理团队的工作态度、言语、行为影响患者的感受和认知，改变患者的不良心理状态和行为，达到促进康复的目的。要求全体护理人员自觉遵守国家、医院、科室的规章制度，在临床实践中应用人文关怀理念和循证思维、评判性思维解决实际问题，不断提升专科护理能力，通过护理人员表现出来的高尚情操和护理技能去影响患者的心理，使患者体验到一个良好的护理环境，从而树立战胜疾病的信心。

二、开展身心并护的基本条件

（一）确立高标准护理质量目标

目标管理是以目标为导向，以人为中心，以成果为标准，而使组织和个人取得最佳业绩的现代管理方法；是在医院员工的积极参与下，确定工作目标，并在工作中实行"自我控制"，自下而上地保证目标实现的一种管理办法。1954年美国管理学家德鲁克在《管理的实践》一书中首次提出"目标管理"的方法，我国从20世纪80年代将此法吸收引进于医院质量管理中，其基本模式：目标的制定与分解—目标的执行与控制—目标的考核与奖惩，即PDCA循环过程。护理质量目标管理是将护理部整体目标逐次转变为各层次、各部门及个人目标，建立管理的目标体系，实施检查、控制与评价，并根据各自目标完成情况分别给予奖惩，从而将质量管理由事后控制转为事前、事中控制和事后评价的系统管理过程，能够有效的保障护理质量。确立身心并护理质量目标，使之成为目标明确、责任明确的护理追求，有利于增强护理人员工作责任心和积极性，增强各级人员追求高质量管理目标的意识，达到较好的管理效果。

（二）构筑科学管理机制

管理机制是指管理系统的结构及其运行机制。管理机制本质上是管理系统的内在联系、功能及运行原理，是决定管理功效的核心问题。作为大型综合性医院，解放军总医院学科设置齐全，护理人员分布在内、外、妇、儿、老年及各个特殊专科护理单元，有效组织护理队伍，凝聚护理团队力量，广泛实施身心并护护理模式是护理管理者的一项重大任务。医院实行护理部—总护士长—护士长三级护理管理模式，及时建立了围绕身心并护护理模式的护理管理组织、岗位管理、工作标准、人员培训、质量管理及支持系统一整套管理运行制度，有效保证了身心并护在全院各护理单元的顺利开展。

（三）构建高素质护理团队

构建高素质的护理团队是医院开展身心并护的基石，同时也是优质护理服务持续深入推进的基本条件之一。为更好地适应身心并护模式的转变，我院护理部在运行身心并护模式过程中重点强化以护理单元为基础的团队学习理念，建立有明确团队学习目标、学习内容、学习形式、学习规范及学习机制的团队建设方案，以打造一支技术过硬、理论扎实、素质优秀的高效团队，保证身心并护工作的持续推进。同时，护理部作为实施身心并护护理团队的领导者，坚持目标引领，鼓励护士的职业发展，理解、支持护士，挖掘护士潜能，并为护士团队学习发展树立榜样。注重多渠道沟通机制，通过医院信息系统，收集来自护士、医院同事及就诊者对身心并护工作模式的建议，营造团结、协作的人际关系。强调护士之间相互协作和帮助，互相取长补短，及时沟通，彼此信任，营造众人一心的氛围，积极为患者着想，保持团队成员之间合作与竞争的平衡，让大家在轻松、愉快的环境中完成身心并护工作，为患者提供全程优质的护理服务。

（四）提供优质专业化护理

护理标准是在一定范围内为获得最佳秩序，对实际的或潜在的问题制订的共同和重复的规则，是科学、技术和实践经验的总结。标准化的专业护理是护理服务发展的要求，在临床实践中，护士不仅需要掌握专科基本操作、高新护理技术和现代化护理理论；而且要在临床实践创新过程中，不断完善护理标准化建设，提升综合护理服务价值。由于民众受教育程度的提高和医疗信息的普及，患者及家庭医疗保健不再是被动的接受治疗和护理，而是希望参与到预防、治疗、护理中，并获得决策和选择的权利。这对护理工作、护理服务的专业内涵、护理服务的标准化、专科化和个性化提出了全新的要求。

（五）营造现代高效支持配合

在身心并护模式中，要求护理人员的工作完全以患者为中心，医院各部门高效有力的配合也是身心并护得以开展的助推力。医院护理信息化的开发、床旁移动护理设备的应用、智能摆药和配液中心的支持、供应室消毒物品的回收和下送、后勤系统的支持配合等，减少了护士非直接护理时间和精力的耗费，减少了护士离开病房往返于各个楼宇之间的时间，将护士的工作时间集中在患者身边，实现了将护士还给患者的目的，为身心并护模式的开展创造了良好条件。

第三节　身心并护模式的价值与前景

身心并护模式在护理服务实践中应运而生，在临床实践中发展成熟，不仅推进了优质护理服务的纵深发展，也推动了护理学科的建设与发展，对护理服务综合价值的提升起到积极作用。各级管理者力求在管理模式和服务理念上有所突破与创新，在实践中更加关注其护理服务的独立性与价值所在。

一、身心并护模式的综合价值

（一）身心并护模式综合价值的定位

身心并护模式在概念上是对整体护理的具体化，在实践上是对优质护理的具体化。在内涵上，身心并护模式不仅完成健康生产的社会价值，而且实现健康生产的综合价值；在范围上，不仅重视医院内护理价值，而且重视医院外护理价值；在内容上，不仅重视救治护理、基础护理、重症监护、预防护理的价值，而且重视诊治患者潜在心理问题的价值。身心并护模式的综合价值的内涵包括专业价值、社会价值和行业价值。其中，专业价值是身心并护模式的首要作用，它推进心理护理、专科技术、护理安全预警、医护技术协同发展、医护患关系协调发展等多个护理难题的改进；社会价值主要体现在促进健康、延长生命、回归家庭康复等方面；行业价值是身心并护模式的内涵及特征，它将个性化护理体系向预警护理、全程化护理、跨文化护理、跨团队护理等多个方向进行细化和提升。

（二）身心并护模式综合价值的发展

身心并护模式在发展过程中创建一套护理工作价值综合评价标准，全面评价护理服务对民众健康的作用；护理人员研究应用适宜工具、形成一定的评判原则开展护理价值评价工作。护理人员同时在深入的身心并护模式实践中挖掘潜在的护理价值，建立相应的护理研究团队，创建并开发必要的护理价值测量系统，以全面反映护理服务价值系统。

（三）身心并护模式的哲学性和社会价值

"人的自由而全面发展"是马克思主义人学理论的最高诉求，社会生产力的发展，带来的是人性的自由和逐渐释放。身心并护尊重了人类个性化的诉求，这种模式对护理人员的要求很高，要求她们不仅仅能够帮助患者解决身体上不舒适的问题，也能运用自己的知识和情商去疏解患者心理和精神上的不适，对构建和谐的护患关系有很大帮助。高素质、高质量的护理工作，能够促进护理人员素质的提升及专业的发展；护理人员对患者良师益友般的全方位关怀，能够温暖和感动患者及其家庭；身心并护护理模式的应用不仅体现了护理职业的价值，而且能激发和促进社会正向的价值观。

二、身心并护模式的发展前景

（一）身心并护模式品牌发展

品牌是特色、服务和质量的完美融合。身心并护护理模式是先进护理理念、精湛护理技术、舒适休养环境、周到细致服务、人文关怀照护的有机结合，是具有丰富内涵的特色护理模式，具有成为护理服务品牌的内在潜质。护理品牌也是一个系统工程，即需要护理人员不断整合护理资源，推出护理专家，引进适宜护理技术，形成基于临床护理问题的护理研究成果，并将护理研究成果转化为有临床价值的护理方法，逐渐凝练，形成新的护理理论，提高护理人员综合解决临床急危重症、疑难杂症的护理能力，形成具有独特价值观的护理品牌。因此，护理服务要不断创建"护理品牌"，要树立面向社会、面向民众、主动提供优质服务的理念，以不断满足人们在健康教育、疾病预防、康复保健等多方面的护理需求。护理管理人员应考虑实施综合发展规划，创建护理品牌。

（二）身心并护模式延伸发展

护理面向生命全过程的各个阶段，因此身心并护应以人民群众护理需求为导向，以人民群众的健康为目标，以家庭为对象，以老年、孕产妇、儿童、残疾人、贫困户的护理为重点，以专科护士为骨干队伍，以健康教育为先导，为民众提供集健康护理、保健护理、疾病护理、康复护理、心理护理为一体的便捷、经济、连续、有效的护理服务，提升护理工作价值。如母婴护理中的产前保健、分娩护理、产后护理和育婴指导等，不仅为产妇提供了连续性服务，而且提高了服务效率和服务质量。通过延伸和细化护理服务，增强护理人员专业护理、人文关怀、心理护理的综合能力，实现护理服务的专业化、系统化、社区化、家庭化，切实满足就医者健康、保健、预防、诊疗、康复、教育综合一体化的全程身心护理服务需求，全面完成护理职能任务。

（三）身心并护模式优化发展

发展完善是社会进步的必然要求。随着医疗保障制度的改革，护理服务需求从内容和形式上都发生了较大的变化，人们不仅要求有医、有护，而且要求好医、好护。所以，优化适宜的、有生命力的现代新型护理服务，是以实现健康中国为目标追求的卫生服务。随着我国医改的深入和医疗服务模式转变，身心并护模式必将在适应新的医疗体制中进一步完善和发展，以更加适应人民群众和社会健康需求的转变。

总之，身心并护护理模式的推出，不仅彰显了医院强大的社会责任，同时在我国全面建设现代化小康社会的进程中，如何适应新的健康需求，全面推进优质护理服务，充分发挥护理在人类健康照护中的作用，具有重要的现实意义和深远的影响，更为值得赞誉的是身心并护让中国护理与世界同行。

第2章

身心并护管理模式

第一节 身心并护管理组织

一、管理组织概述

管理组织是指为了实现既定的目标，按一定规则和程序而设置的多层次岗位及其有相应人员隶属管理的权责角色结构。其特点：①有明确的目标；②是实现特定目标的工具；③有不同层次的分工合作；④是一个有机的系统整体。为推动身心并护护理模式的实施，护理管理组织必须明确身心并护工作的目标、实施方法路径，并围绕此目标展开工作。

（一）护理管理组织系统

医院护理管理组织系统是医院总系统中的一个分系统，其主要职能是实施护理计划、控制、指导和支持。护理管理系统必须保持全院护理工作的正常运行。

医院护理部对护理工作实施垂直管理，建立三级护理管理体系，全面负责医院护理工作和护理学科发展建设；总护士长和护士长分别为中层和基层管理者，在护理部总体规划和部署下履行职责，配合护理部开展各项工作，实现规划目标，发挥管理的能级性，提高护理管理效能。

护理部设立3个护理管理委员会，包括护理质量管理委员会、护理学科建设委员会、护理教学管理委员会，由分管领导、护理管理人员及护理工作相关的其他部门管理人员组成。依据护理发展规划和目标，制订工作计划，组织实施、评价和改进，以促进临床护理质量持续改进、护理专科业务深入发展、临床护理教学和护理人员在职培训等工作的有效落实。各护理管理委员会根据管理组织任务需要下设专项管理小组，通过优化行政管理纵向系统和技术管理横向系统的高效链接和优势互补，逐步实现管理组织效能的最大化。

护理组织结构设置随着管理流程和管理目标要求的提高不断改进，同时管理流程又是实现管理效能最大化的方法、手段、内容和途径，也是决定组织结构设置和改进的重要依据。护理组织管理对实施身心并护，提高护理质量意义重大，有效的组织与管理是建立并实施身心并护的重要保证。

（二）护理管理组织架构

护理部是负责全院护理行政和业务管理的指挥调度机构，医院实行院长—分管副院长领导下的护理部主任负责制，即护理部主任—科、片区总护士长—护士长三级管理。

护理管理组织结构是表明护理管理组织各部分排列顺序、空间位置、聚散状态、联系方式，以及各要素之间相互关系的一种模式，是整个管理系统的"框架"。组织结构是组织在职、责、权方面的动态结构体系，其本质是为实现组织战略目标而采取的一种分工协作体系。护理管理组织架构，见图2-1。

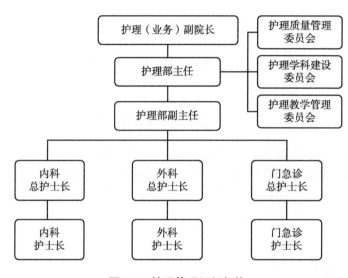

图2-1 护理管理组织架构

二、护理部的组织作用

护理部是医院的职能部门，是护理工作的指挥中心，在医院管理中起着承上启下的重要作用，在推进身心并护护理理念和工作模式变革中把握学科动态、转变管理理念，运用现代管理的手段，发挥管理作用、协调作用、监控作用，突出职能意识、服务意识、质量意识。护理部的管理水平，对全院身心并护护理工作的开展和护理质量的控制起至关重要作用；同时，护理与临床医疗工作有着密切的关系，护理质量的高低直接影响着医疗质量。因此，对护理部工作管理和人员素质有严格的职责要求。

（一）护理部工作职责

1.负责拟订医院护理发展规划及管理目标，建立和健全护理组织系统。

2.负责制订并及时修订各级护理人员的岗位职责、管理制度、技术操作规程、护理质量标准，并组织实施。

3.负责护理人力资源的管理，合理配备人员，与人事部门合作做好护理人员的调动、任免、晋升、奖惩工作。

4.负责全院护理人员执业管理、培训、教学、科研工作,制订继续教育培训计划并组织实施,定期进行考核,提高护理人员的整体素质。

5.分析护理工作中存在的问题,提出改进的办法,深入科室对突发事件、危重患者的护理、抢救工作进行指导与协调。

6.负责指导检查护理规章制度落实、临床护理工作质量安全。

7.负责护理学科、人才建设。

护理部是负责全院护理工作的职能管理部门。由护理部负责拟订护理工作的全面规划并组织实施;制订护理工作的规章制度、护理质量评价标准;负责全院护理人员的培训与考核;护理人员的招聘、奖惩、选拔、晋升等意见;组织推广护理科研和新技术等。因此,护理部一般由相应的助理员(干事)具体负责实施,对护理部主任负责。护理部人员组成构架,见图2-2。

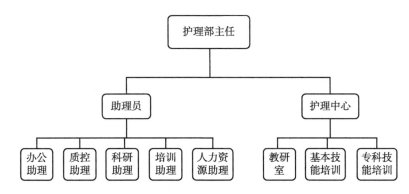

图2-2 护理部组织架构

(二)护理管理委员会工作职责

护理管理委员会是医院护理管理体系的专业组织,在护理部领导下开展工作,对护理部实施护理管理、护士培训和技术提升三大领域的决策职能,具有顾问、咨询、执行、协调功能。护理管理委员会包括护理质量管理委员会、护理学科建设委员会和护理教学管理委员会。各委员会由护理部主任或副主任任主任委员,领导各委员会开展工作。

1.护理质量管理委员会职责 护理质量不仅是护理人员的工作质量,同时也是医院各部门共同配合造就的质量,医疗规章制度的落实,后勤服务的保障支持与护理质量优劣息息相关。因此,医院护理质量委员会成员包括医务部主要职能科室负责人、后勤部门职能科室负责人等,其主要职责如下。

(1)在护理部主任的领导下,制订和修改护理质量指标体系,建立质量控制组织网络,确定质量控制方法,确保护理质量的稳定与持续改进。

(2)不断完善临床护理工作的各项考评标准及质量控制标准,建立科学、有效的护理质量评价体系。

(3)每月对全院护理质量进行检查,严格掌握质量标准、正确评价护理工作,认真总结并量化检查结果,对存在问题进行分析研究,提出针对性的改进措施,并向全院各科室进行反馈，督促落实改进。

（4）负责护理工作满意度调查及护士长工作绩效考评。

（5）对护理不良事件进行分析、讨论、鉴定，提交处理意见。

（6）根据《医疗事故处理条例》《中华人民共和国护士管理条例》及医院各项规章制度，完善本院护理工作奖罚条例。

（7）负责研究、制订院内护理工作突发事件应急方案。

2.**护理学科建设委员会工作职责**　学科建设委员会是负责指导医院护理技术建设、人才培养和科研管理事务，监督调研和指导制订学科发展计划的专门委员会。该委员会主要由高级技术职务护士长和总护士长组成（图2-3）；其主要职责如下。

（1）在护理部主任领导下，制订护理学科建设发展规划，促进护理专科业务发展、护理创新能力提升、护理科研组织管理等计划审核、组织实施。

（2）制订实施护理人才培养计划，将培训目标定位在管理型、专家型、技能型3个层面进行分类培养。

（3）负责专科护士培训管理，承担特殊科室护理岗位护士培训、考核及管理；专科护理拓展培训；专科护士培养、使用及考核，组织专科学术讲座。

（4）负责专项技能培训管理，建立和完善专项护理技能的管理标准，制订操作规范，负责对全院护理人员的培训及多科室协作管理。

（5）负责新业务、新技术的规范和推广。负责对专科新业务、新技术应用进行审核准入，并对应用过程进行跟踪、评价，组织科室制订管理制度及规范护理流程。

（6）负责重点学科建设，积极申办国家、地区继续教育项目，牵头培训基地的申报、建设与管理。

（7）负责护理科研管理，参与评审、呈报各项科研计划与项目申报，负责指导护理科研的开展。

（8）负责对学科建设管理的评价，征求各科室对学科建设的建议，及时发现并分析管理工作中存在的问题，并进行评价与反馈。

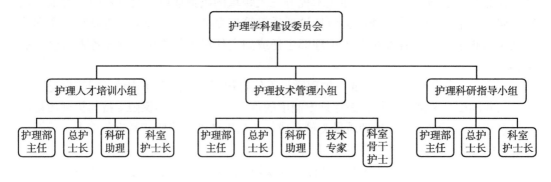

图2-3　护理学科建设管理委员会构架

3.**护理教学管理委员会工作职责**　护理教学管理委员会负责护理教学的统筹、协调和执行，主要可分为护理理论授课教学小组、技术操作培训小组、规范化培训小组3个组成部分（图2-4）。

（1）在护理部主任领导下，负责研究制订护理教学及护理人员在职培训计划并组织实施，提高临床护理教学培训水平。

（2）负责临床护士在职培训，制订并组织实施护理人员的基础理论、基础操作、基本技能及护理服务规范培训，制订培训方案和目标。组织护理理论、护理操作、外语考核；组织继续教育讲课。

（3）负责各层次护理人员的岗位技术练兵，制订岗位练兵计划，组织分层次培训、考核，并负责各级别的护理技术操作比赛的组织和培训。

（4）负责临床护理教学师资管理，健全临床护理教师资格认定标准和体系，组织临床护理教师培训、考评。

（5）负责实习生、进修生、轮转生、研究生的教学组织管理，组织临床护理实习生、进修生岗前培训、教学组织工作；审核专科教学、培训计划及专科教案，并督导其落实。

（6）负责护理教学管理评价。及时发现、分析教学、培训管理工作中存在的问题，征求科室对教学、培训的建议，并进行评价、反馈。

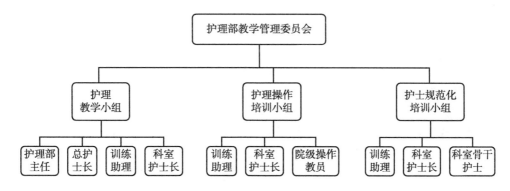

图2-4　护理教学管理委员会构架

三、护理管理人员岗位职责

护理管理人员要策划护理工作，组织护理团队，落实护理制度，改进护理质量，有高度的责任感、灵活的组织能力、敏锐的观察能力及创新精神，具备领导艺术和管理才能，积极探索组织与管理的最佳方法，真正做到以患者为中心、身心并护，为患者提供优质、高效、安全的护理服务。

（一）主管副院长工作职责

在院长直接领导下，负责医院护理管理工作。指导护理管理部门制订护理工作计划、规章制度、操作规程等，督促其组织实施和落实；组织护理管理部门提出并实施质量标准、人员培养计划，指导进行护理学科建设等。

（二）护理部主任工作职责

1.在主管院长的领导下，全面负责医院的护理行政与业务管理。

2.负责拟订全院护理工作规划、年度工作计划并组织、实施、总结。

3.组织修订完善并实施质量控制方案、各级护理人员职责及工作质量标准并组织考核，制订、修改护理工作制度和护理技术操作常规。

4.定期组织护理工作例会，提出问题，研究改进措施。

5.贯彻身心并护理念，组织好责任制整体护理工作的开展。

6.拟订护理人才培养方案，了解和掌握各科室护理人员的政治思想、业务技术、教学科研和健康状况，向院领导和人事管理部门提出任免、调配、奖惩和使用意见。

7.制订和实施护士调配方案，满足临床护理和医疗服务需求；了解护理人员流动情况，做好科室间协作和临时调配工作。

8.组织护理查房，深入科室检查指导护理工作，掌握疑难、危重、大手术患者的护理情况。

9.全面负责医院护理安全管理工作，指导督促各级护理人员落实安全制度，确保护理工作安全。

※考核指标：检查督导一线护理工作至少每月4次；全院护理人员调整及时；护理制度、规范、评价标准更新，每年1次。

（三）护理部副主任工作职责

1.在护理部主任的领导下，协助主任处理护理部业务和行政管理工作。协助主任组织开展护理部的日常工作。

2.协助护理部主任制订和完善护理规章制度、护理常规、技术操作规程、岗位职责、护理工作质量标准。根据医院总体目标协助拟订全院护理工作目标、计划。

3.协助组织实施护理质量控制。

4.负责组织护理科研教学工作，及时引进、论证、推广护理新业务、新技术，指导分管助理员工作。

5.护理部主任不在位时代替履行护理部主任职责。

※考核指标：同护理部主任；护理科研教学工作落实到位。

（四）总护士长工作职责

1.在护理部主任领导下，负责组织领导所分管片区的护理、教学、科研及管理工作。

2.督导所属各病区身心并护工作的开展，发现问题，不断改进。

3.全面了解、掌握所分管部门的护理工作情况，督导各病区规范化管理及护士长岗位职责落实，实施二级质控并持续改进。

4.指导所属病区疑难、危重患者护理，组织护理查房和会诊，解决疑难护理问题。

5.了解掌握国内外护理动态，鼓励创新思维，积极开展新业务、新技术，并给予支持和指导。

6.负责本部门护理人力调配、绩效考核、继续教育、业务培训、四生（进修生、实习生、轮转生、研究生）教学、护理科研。

※考核指标：检查督导科室至少每周10小时；二级质量问题反馈每月1次；组织护士长绩效考核、学分考评，每月1次。

（五）护理部助理员

按照分工负责护理质量控制、护理教学培训、护理科研的计划、组织和实施，完成机关日常管理工作和各项临时性任务。

1.质控助理工作职责

（1）在护理部主任的领导下工作，参与护理质量管理委员会工作。

（2）负责拟制护理质控计划。

（3）负责督导护理质量、不良事件、患者满意度等，追踪整改。

（4）负责收集护理信息系统需求，组织系统开发、升级维护，推进医院护理工作信息化建设。

※考核指标：三级质量问题反馈每月1次；不良事件处理反馈不超过3个工作日；全院护理质量分析会，每月1次。

2.科研助理工作职责

（1）在护理部主任领导下工作，参与护理学科建设委员会工作。

（2）负责全院护理科研计划制订，组织成果、课题申报及实施。

（3）负责各种学术会议组稿、审稿工作。

（4）负责专项技术培训、考核、准入及护理学科建设。

（5）负责专科护士、护理研究生培养计划的制订、实施及管理。

（6）负责全院护理人员科研工作的指导，定期检查科研进展。

（7）负责护理科研资料的收集与管理，进行年度护理科研工作总结。

注：考核指标：指导科室护理科研至少每月1次；申报书面对面指导率≥95%。

3.训练助理工作职责

（1）在护理部主任领导下工作，参与护理教学管理委员会工作。

（2）负责新护士岗前培训计划的制订，并组织实施。

（3）负责全院护士规范化培训及考核工作的组织实施。

（4）负责本科、大专实习生及进修生的教学组织管理工作。

（5）负责全院护理人员继续教育计划的制订和组织实施。

（6）负责教材、教学设备的应用与管理，护理中心、实验室建设与管理，完成日常教学保障。

※考核指标：组织实习生集中授课，每周1次；组织进修生集中授课，每月2次；完成新护士岗前培训；组织护理继续教育课，每月4次。

4.办公室助理员职责

（1）负责起草年度、季度、月、周工作计划和总结，承办日常事务。

（2）负责全院护理人员技术档案资料的收集、整理和各种登记、统计工作。

（3）负责护理部工作人员的考勤汇总记录。

（4）负责护理部办公设备的购置、维护、维修、报废。

（5）负责组织会议、接待来访，报告呈批、宣传报道，签收各类文件，分类、登记、存档。

※考核指标：文电登记、流转"零"差错；检查资产设备，每季度1次。

（六）护士长工作职责

1. 在科主任和总护士长直接领导下，负责病区护理、教学、科研及病区管理工作。
2. 负责组织护士学习全院护理工作计划，根据护理部计划，制订本病区护理工作计划、质量改进计划，并实施、检查和总结。
3. 负责组织开展责任制整体护理，落实以患者为中心的身心并护优质护理服务。
4. 负责指导护士工作，并督促护理人员严格执行各项规章制度和技术操作规程。
5. 负责组织一级质控，对不良事件及时上报，并制订改进措施。
6. 组织本病区护理查房和护理会诊，参加科主任查房。
7. 负责实施绩效考核、学分考评。
8. 负责组织护士业务学习、培训考核、"四生"教学。
9. 负责病区物品和人员管理，科学合理安排人力资源。做好病区消毒隔离，预防院内感染，负责急救物品管理制度的落实，确保急救设备的完好状态。
10. 负责本病区护理人员的政治思想工作，教育护理人员加强责任心，遵守劳动纪律，改善服务态度。
11. 组织并协调医护之间和科室之间的工作。
12. 指导卫生员、保洁员工作，督促其认真履行职责。
13. 定期召开工休座谈会，听取患者及家属对医疗、护理、饮食等方面的意见，不断改进病区工作。

※考核指标：组织病区质量分析会，每月1次；查看新入、危重、手术患者至少每日1次；护理文书查对至少每日1次；跟班工作至少每周4次。

第二节　护理人员岗位管理

在开展身心并护模式、落实责任制整体护理的同时，以实施护士岗位管理为切入点，从护理岗位设置、护士配置、绩效考核、职称晋升、岗位培训等方面制订和完善制度框架；建立和完善调动护士积极性、激励护士服务临床一线、有利于护理职业生涯发展的制度，努力为患者提供更加安全、优质、满意的护理服务。

一、岗位设置与管理

（一）岗位设置的基本原则

1. 以改革护理服务模式为基础　医院实行身心并护的责任制整体护理工作模式，在责任护士全面履行专业照护、病情观察、治疗处置、心理护理、健康教育和康复指导等职责的基础上，开展岗位管理的相关工作。
2. 以建立岗位管理制度为核心　医院根据功能任务和服务量，将护士从按身份管理逐步转变为按岗位管理，科学设置护理岗位，实行按需设岗、按岗聘用、竞聘上岗，逐步建立激励性的用人机制。通过实施岗位管理，实现同工同酬、多劳多得、优绩优酬。

3.以促进护士队伍健康发展为目标 遵循公平、公正、公开的原则，建立和完善护理岗位管理制度，稳定临床一线护士队伍，使医院护士得到充分的待遇保障、晋升空间、培训支持和职业发展，促进护士队伍健康发展。

（二）科学设置护理岗位

按照科学管理、按需设岗、保障患者安全和临床护理质量的原则合理设置护理岗位，明确岗位职责和任职条件，建立岗位责任制度，提高管理效率。

医院护理岗位设置分为护理管理岗位、临床护理岗位和其他护理岗位。护理管理岗位是从事医院护理管理工作的岗位，临床护理岗位是护士为患者提供直接护理服务的岗位，其他护理岗位是护士为患者提供非直接护理服务的岗位。护理管理岗位和临床护理岗位的护士占全院护士总数的95%以上。

根据岗位职责，结合工作性质、工作任务、责任轻重和技术难度等要素，明确各岗位所需护士的任职条件，使护士的经验能力、技术水平、学历、专业技术职称与岗位的任职条件相匹配，实现护士从身份管理向岗位管理的转变。

（三）合理配置护士数量

按照护理岗位的职责要求合理配置护士，不同岗位的护士数量和能力素质满足工作需要，特别是临床护理岗位主要结合岗位的工作量、技术难度、专业要求和工作风险等，合理配置、动态调整，以保障护理质量和患者安全。

病房护士的配备遵循责任制整体护理工作模式的要求，普通病房实际床护比不低于1:0.4，每名护士平均负责患者数不超过8个，重症监护病房护患比为（2.5～3）:1，新生儿监护病房护患比为（1.5～1.8）:1。门（急）诊、手术室等部门根据门（急）诊量、治疗量、手术量等综合因素合理配置护士。

根据不同专科特点、护理工作量实行科学的排班制度。需要24小时持续性工作的临床护理岗位，科学安排人员班次；护理工作量较大、危重患者较多时，及时调配机动护士，增加护士的数量；护士排班兼顾临床需要和护士意愿，体现对患者的连续、全程、人性化护理。

制订护士人力紧急调配预案，建立机动护士人力资源库，及时补充临床护理岗位护士的缺失，确保突发事件及特殊情况下临床护理人力的应急调配。

（四）完善绩效考核制度

医院建立并实施护士定期考核制度，以岗位职责为基础，以日常工作和表现为重点，包括护士的工作业绩考核、职业道德评定和业务水平测试。考核结果与护士的绩效分配、奖励、评先评优、职称评聘和职务晋升挂钩。

工作业绩考核，主要包括护士完成岗位工作的质量、数量、技术水平及患者满意度等情况；职业道德评定，主要包括护士尊重关心爱护患者、保护患者隐私、注重沟通、体现人文关怀、维护患者权益的情况，其中护理管理岗位还包括掌握相关政策理论、管理能力、德才兼备的情况；业务水平测试，主要包括护士专业知识、正确执行临床护理实践指南和护理技术规范，为患者提供整体护理服务和解决实际问题的能力。

实行岗位绩效奖励制度，护士的绩效津贴与绩效考核结果挂钩，以护理服务质量、数量、技术风险和患者满意度为主要依据，注重临床表现和工作业绩，并向工作量大、技术性难度高的临床护理岗位倾斜，形成有激励、有约束的内部竞争机制，体现同工同酬、多劳多得、优绩优酬。

完善护士专业技术资格评价标准，更加注重工作业绩、技术能力，更加注重医德、医风，更加注重群众满意度。

（五）加强护士岗位培训

为提升不同护理岗位人员能力，满足身心并护的服务要求，在设立完善的护理岗位后，着力通过建立规范的护士培训制度不断改进护理工作质量。

1.建立并完善护士培训制度　根据护士的实际业务水平、岗位工作需要及职业生涯发展，制订、实施护士在职培训计划，加强护士的继续教育，注重新知识、新技术的培训和应用。每月分层次组织继续教育讲课，课程设置以岗位需求为导向、岗位胜任力为核心，突出专业内涵，注重实践能力，提高人文素养，适应临床护理发展的需要。

2.加强新护士培训　实行岗前培训和岗位规范化培训制度。岗前培训包括相关法律法规、医院规章制度、服务理念、医德医风及医患沟通等内容；岗位规范化培训包括岗位职责与素质要求、诊疗护理规范和标准、责任制整体护理的要求及临床护理技术等。以临床科室带教为主，在医院内科、外科等大科系进行轮转培训，提高护士为患者提供身心并护整体护理服务的意识和能力。

3.加强专科护理培训　组织各专科根据临床专科护理发展和专科护理岗位的需要，开展专科护理培训，并且选送骨干参加国内外培训，重点加强重症监护、急诊急救、血液净化、肿瘤、手术室等专业领域的骨干培养，提高专业技术水平。

4.加强护理管理培训　护理部每年组织护理管理岗位人员进行管理新理论、新方法培训，包括现代管理理论在护理工作中的应用、护士人力资源管理、护士绩效管理、护理质量控制与持续改进、护理业务技术管理等，提高护理管理者的理论水平、业务能力和管理素质。

（六）保障聘用制护士权益

1.医院根据核定的人员编制标准，落实护士编制。

2.医院落实国家有关工资、奖金、岗位津贴、福利待遇及职称晋升等规定，保证聘用制护士与编制内护士享有同等待遇；聘用制护士同样享有参加继续教育权利。

3.医院及时根据服务规模、床位数量和床位使用率等因素，动态调整护士配置数量并落实护士编制，保证医疗护理质量。

（七）护理岗位准入制度

1.普通岗位准入　为确保全院护士具有良好的身心并护岗位胜任力，医院制定了如下普通岗位护士准入规定。

（1）新招聘、分配和调入护士，脱离我院临床护理岗位半年以上的返聘和重新签订合同护士须进行准入培训和审核。由护士长指定带教人员；人员资质符合率100%。

（2）新招聘、分配和调入护士培训时间≥12周；返聘和重新签订合同护士脱离我院临床护理工作半年以上、1年以内的带教≥4周，1年以上的带教≥8周；护理部负责组织。

（3）各病区高年资（3年以上）护士以上人员方可执行带教任务。

（4）带教考核包括规章制度、专科基本理论、基础和专科技术、计算机应用4个方面，各项考核成绩均90分以上为合格。

（5）病区考核合格，填写上报《护士工作岗位资质准入审批表》。

（6）片区、护理部分级组织抽考，片区抽考率30%、护理部抽考率30%。

（7）考核合格者予以准入，护理部每月审批1次。

2.特殊岗位准入

（1）护理特殊岗位包括监护室、急诊科、手术室、产房、导管室、血液层流室、血液净化中心、发热疾病科、消毒供应室9类岗位；岗位人员资质符合率100%。

（2）准入对象应当达到普通护士岗位资质准入标准，身体健康、心理素质和应急能力较好。

（3）脱离护理特殊岗位2年以上，拟返回特殊岗位的人员须重新准入。

（4）申请导管室护理岗位的人员，应当为已婚生育人员。

（5）取得普通护士岗位资质后，再进行特殊岗位专科带教≥12周，进行特殊岗位护理专科理论、专科技能的培训和考核。

（6）病区填写《特殊护理岗位准入审批表》并逐级上报，护理部每月审批准入1次。

（八）机动护士管理

1.机动护士库　为达到护理人力资源的合理配备、有效使用与管理，确保临床护理质量，由护理部正式成立机动护士库，并对机动护士进行统一管理、培训及工作调配。

2.机动护士入选条件　入选护士具备大专以上学历，护士执业资格，3年及以上临床工作经验，并且工作表现良好，热爱护理工作，有奉献精神，胜任所支援科室的护理工作。

3.机动护士的管理模式　由护理部直接管理。护理部制订机动护士使用管理规定，由护理部进行统一的培训和调配。机动护士科室相对固定，各科根据科室护理工作的需要，由用人科室护士长提出申请，护理部根据申请科室患者数量和工作量将机动护士进行全院性调配，机动护士可单独承担各项班次工作，其业务管理由用人科室护士长负责。

二、岗 位 职 责

岗位职责是指一个岗位所要求的、需要去完成的工作内容，以及应当承担的责任范围。岗位，是组织为完成某项任务而确立的，由工种、职务、职称和等级内容组成。职责，是职务与责任的统一，由授权范围和相应的责任两部分组成。医院制订和完善岗位素质标准测评办法，明确岗位应当具备的知识技能，包括可测量和不可测量指标。岗位准入以国家承认的文凭、颁发的各种执业证书和上岗证为依据。同时，医院制订和完善岗位职责标准，明确岗位负责的工作和承担的责任，通过3个维度进行描述，即分工（规定做什么）、授权（规定对工作行使权力的方式）、责任（规定对工作结果所负的责任），依据法规和标准编制《员工行为指南》，包括岗位通用要求和岗位专用要求。各单位依据岗位专用要求编制技术操作规范。

1. 护理岗位通则

（1）通用要求：①热情服务患者，秉持护士操守；②遵守护理常规，实施身心并护；③注重医患沟通，服务温馨周到；④着装服饰得体，语言举止端庄；⑤强化护理质量，防范护理风险；⑥重视教学科研，提高护理水平；⑦坚持为军服务，完成卫勤任务；⑧值班在岗在位，通讯联络畅通。

（2）重要考核指标：①资质准入符合率100%；②三查七对落实率100%；③各项护理技术操作达标率≥95%；④消毒隔离管理措施落实率≥95%；⑤护理不良事件上报率100%；⑥健康教育落实率≥95%；⑦军人优先落实率100%；⑧护理服务满意率≥95%。

2. 不同类型临床护理岗位职责的具体要求　见表2-1。

表2-1　临床护理人员职责

类型	岗位	主要职责	重要考核指标
门诊	护士长	（1）组织：落实责任制整体护理、组织一级质控，指导护士工作、护理会诊，参加科主任查房 （2）管理：实施绩效考核、学分考评，组织护理交班查房，管理仪器设备、药品物品、消毒隔离 （3）教研：护士培训考核、"四生"教学，科研	（1）组织病区质量分析会每月1次 （2）查看新入、危重、手术患者至少每日1次 （3）护理文书查对至少每日1次 （4）跟班工作至少每周4次
	诊区护士	（1）分诊：安排诊室、导诊、分诊、巡视诊区、督促医生出诊、疏导患者 （2）管理：管理物品、维护信息、消毒隔离、维持秩序 （3）服务：指导就诊、健康宣教、沟通协调、保护隐私	（1）分诊正确率≥95% （2）解答就诊问题，每问必答
	治疗护士	（1）治疗：静脉采血、输液注射、伤口换药等 （2）管理：管理物品、维护信息、消毒隔离、维持秩序 （3）服务：正确分诊、安排治疗、健康宣教、沟通协调	（1）执行医嘱两人查对，三查七对 （2）检查急救车一次性锁，每班1次 （3）诊区每日通风
病区	责任护士	（1）入院：入院介绍、卫生整顿、患者评估 （2）治疗：执行医嘱、落实查对、按规操作、观察病情、健康教育、完成护理记录 （3）安全：评估风险、落实措施、明确标识、上报不良事件 （4）沟通：护患沟通、心理评估、心理干预 （5）出院：出院指导、检查物品、督促终末消毒	（1）入院介绍2小时内、首次评估记录本班次内完成 （2）风险评估一人一评，班班交接 （3）巡视一级护理患者，每小时1次；二级护理患者，2小时1次；三级护理患者，3小时1次 （4）护理记录100%按要求书写

类型	岗位	主要职责	重要考核指标
病区	主管班护士	（1）入院：通知相关人员、接待患者、核对信息、登记病历 （2）医嘱：提取、核对、处理医嘱，督促执行 （3）出院：整理病历、检查计价、通知结账、办理手续 （4）管理：管理床位、物品，协调检查，组织交接班 （5）内务：整理四室环境、负责办公区卫生、请领接收物品、联系相关部门	（1）入院信息一人一查，腕带佩戴正确率100%，信息符合率100% （2）逐条审核处理医嘱，正确率100% （3）检查急救车一次性锁，每班1次 （4）麻醉精神类药品班班交接、清点
专科	血液净化中心护士	（1）准备：准备物品、开机检查、安排床位、摆放体位、观察血管通路 （2）操作：严格查对、按规操作、观察病情、健康宣教 （3）安全：无菌操作、消毒隔离、感染监测、配合抢救 （4）维护：仪器运行维护、定期清洁设备、记录完备	（1）患者信息一人一查，信息符合率100% （2）执行医嘱两人查对，三查七对 （3）检查急救车一次性锁每日1次
专科	急诊科分诊护士	（1）分诊：问诊初筛、评估判断、分级分区、引导就诊、通知急救 （2）协调：通知医生、联系会诊、特殊事件登记上报	（1）分诊准确率≥95% （2）突发、重大事件及时上报率100%
专科	急诊科抢救区护士	（1）抢救：接诊评估、抢救监护、执行医嘱、准确记录、安全转运 （2）协调：院前出诊、事件上报、成批抢救、应急拉动 （3）余同病区责任护士职责	（1）应急拉动到达时间≤5分钟 （2）抢救记录100%按要求填写 （3）清点急救物品，每日1次
专科	手术室洗手护士	（1）术前：了解病情、沟通医生、检查着装、准备物品和房间、按时刷手 （2）术中：整理无菌台、清点检查、监督消毒、配合铺单、无菌操作、保留标本 （3）术后：清点签字、整理器械、当面交接、处理锐器、登记标本	（1）手术物品清点，每台4次 （2）标本一件一登 （3）手部感染监测，每月1次
专科	手术室巡回护士	（1）术前：术前访视、了解病情、沟通医生、准备物品、交接患者、安全核对、建立静脉通路、摆放体位 （2）术中：物品清点、输血给药查对、物品供应、无菌操作、完成记录、管理手术间 （3）术后：床旁交接、维护隐私、物品归位、术后整理	（1）术前、术后访视率90% （2）手术安全核对，每台3次 （3）手术物品清点，每台4次 （4）首台手术接患者时间不晚于早8：00 （5）手术信息录入正确率100%

续表

类型	岗位	主要职责	重要考核指标
专科	手术室麻醉复苏护士	（1）护理：病情观察、监测体征、执行医嘱、落实查对、按规操作、完成记录 （2）管理：供应物品、消毒隔离、急救物品、管控麻醉精神类药品、清点设备耗材	（1）清点急救物品每班1次 （2）麻醉精神类药品双人双锁，班班交接
	导管室巡回护士	（1）术前：开机检查、准备物品 （2）手术：核查信息、观察病情、供应物品、应对突发病情 （3）感控：无菌操作、消毒隔离、感染监测 （4）术后：整理物品、手术间，完成护理、耗材、收费记录等	（1）手术安全核对，每台1次 （2）检查急救车一次性锁，每班1次 （3）绿色通道开始抢救≤10分钟
	导管室观察区护士	（1）宣教：等候时手术宣教 （2）核对：与巡回护士核对患者信息 （3）观察：生命体征、低血糖反应、突发病情变化 （4）护理：静脉输液、术后治疗、配合包扎 （5）管理：观察区物品补充整理	（1）患者信息一人一查，信息符合率100% （2）补充物品，每日1次
	产房助产士	（1）观察：监测胎心、检查宫口、观察宫缩、判断产程 （2）配合：会阴保护、新生儿查对、切口对合 （3）感控：无菌操作、消毒隔离、感染监测 （4）管理：药品物品、急救设备、补充耗材	母婴核对一婴一查
	医技辅诊科室护士（含超声、放射、氧舱、核素）	（1）分诊：严格查对、了解病情、保护隐私 （2）治疗：选择部位、操作规范、按时记录 （3）感控：消毒隔离、感染监测、安全防护 （4）宣教：服务周到、倾听答疑、讲解注意事项 （5）管理：仪器维护、物品管理、分类标识、环境整洁	（1）患者信息一人一查，信息符合率100% （2）检查急救车一次性锁，每班1次
	消毒供应中心护士	（1）清洗：标准预防、逐件清点、清洗消毒 （2）灭菌：检查物品、包装标识、消毒灭菌、查对记录 （3）感控：消毒隔离、感染监测、安全防护 （4）管库：一次性物品标识正确、分类放置、供应发放、出入库登记	（1）一次性物品每批次抽检 （2）BD实验，每日1次；批量监测，1次/锅；生物监测，每周1次 （3）无菌器械包灭菌监测，每月1次 （4）清洁类物品清洗消毒监测，每季1次 （5）清洗质量监测抽检待灭菌的器械包，每周2个 （6）检查工作环境、物表、工作人员手卫生，每月1次

三、考核与评价

（一）护理绩效考核方法

为了达到评价目的，评价方法必须具备可信度。评价方法的可信度是指绩效评价结果的可靠性；效度是指评价达到所期望目标的程度。虽然由于目的、条件、实际情况等因素的不同可采用不同的评价方法，但在选择评价方法时均注重了符合保证绩效评估的有效性。选择的评价方法充分体现组织目标和评价目的，能对护理人员的工作起到积极正面引导作用和激励作用，能较客观真实地评价护理人员的工作；评价方法简单有效，易于操作；评价方法节约成本。目前运用的几种绩效评价方法简介如下。

1.简单清单法　即将护理人员标准绩效用菜单方式列举出来，再将被考评护士的绩效与之对照，把相符者勾选出来。绩效评估者则根据勾选出的项目对被考评者做出评定。例如：①工作中显示出厌倦懈怠神态与行为；②工作可靠，总能按时完成所布置的任务；③与同事合作协调、相处融洽。

2.加权总计清单法　是指将护理人员绩效按各种维度评分，再根据各维度绩效在总绩效中的重要性确定其权重，最后加权总计。

3.排序法　又称分级法。这种评价方法是指评价者把同一科室或护理单元中的所有护理人员按照每人绩效相对的优劣程度，通过比较，确定每人的相对等级或名次。即排出全体被考核护士的绩效优劣顺序。

4.叙述法　这种评价方法是评价者用简明扼要的文字，描述护理人员业绩的评价方法。这种方法侧重于描述护士在工作中的突出行为，而不是日常业绩。其内容、形式不拘一格，没有维度、刻度，也没有数据、格式，简便易行。但是由于为纯定性式的评语，难免带有评估者的主观印象，因此难以做出准确评价和比较分析。

5.要害事件法　这种评价方法是将护理人员的最有利和最不利的工作行为记录下来作为评价依据的方法。当护士的某种行为对部门或组织的工作和效益产生无论是积极还是消极的重大影响时，护理管理人员及时把它记录下来，作为要害事件。在业绩评价时，评价者综合这些记录和其他资料对护士业绩进行全面评价。

6.目标治理法　运用目标治理评价可以将评价关注的重点从护理人员的工作态度转移到工作业绩方面，评价人的作用则从传统评价法的公断人转换成工作顾问和促进者；被评价护理人员在评价中的作用也从消极的旁观者转变成积极的参与者。这种评价方法的程序：护士与其直接上级护士长一起讨论制订工作绩效目标，在如何达到目标方面，护士长给予护士一定的自由，并在此过程中给予必要的支持与指导。在评价后期，护士和护士长进行评价讨论，护士长首先检查预定目标是否实现及实现的程度，然后与护士一起讨论并解决遗留问题需采取的措施。在评价面谈时，解决问题的讨论仅仅是另一种谈话，其目的是根据计划帮助护士在工作中进步。同时，为下一个评价建立目标，并重复上述评价过程。

绩效考评主要服务于治理和发展两个方面，目的是为了增强组织的运行效率，提高护理人员的职业技能，对推动身心并护工作的开展起到良好促进作用。

（二）护理人员绩效考核举例

以临床护士考核和护士长考核为例，列举了护理岗位考核标准和要求（表2-2和表2-3）。

表2-2　护理人员工作目标责任评分细则

科室：＿＿＿＿＿　姓名：＿＿＿＿＿　总得分：＿＿＿＿＿　考核日期：＿＿＿＿＿年＿＿月＿＿日

项目	考核内容	标准分	考评标准	科室护士长评分
工作责任心	工作积极认真、细心	8	工作欠细致认真，每次扣0.5分	
工作效率	完成岗位责任制，完成规定的夜班数	10	检查本班工作职责落实情况，未完成，每项内容扣2分。每少1个夜班数扣1分（探亲假、产假、哺乳期、工休假、婚假、丧假例外）。每季（月）多1个夜班数加1分（以季度计算）	
品德操守	执行职业操作，爱岗敬业，遵守医德规范，遵纪守法，有爱院精神	5	不服从工作安排或违反医院的各项规章制度1次扣2分	
仪表、行为	着装整齐、仪表行为规范	5	违反一个项目1次扣1分	
优质服务	解释耐心，做好宣教、不与患者争吵	5	患者提名表扬的护士加1分，被一名患者提名不满意或对其有意见者经核实扣5分，与患者争吵者扣10分，视病情未做健康宣教每人次扣1分，患者提出问题未认真解答或未及时进行处理的每次扣2分，未主动为患者服务每次扣2分	
团队精神	团结协作，有良好的团队精神	5	同事间不团结扣3分，工作不协调，无合作精神扣2～4分	
沟通协调	上下级相处融洽，善于沟通	5	缺乏沟通扣1分，上下级关系紧张，对上级工作欠支持、有抵触情绪扣2分	
成本意识	节省物力，避免浪费	5	浪费物品、人力、财产每发现1次扣1分	
安全意识	有安全意识，避免意外发生	5	无安全意识，因责任心不强而发生意外事情不得分。未做好病情观察和巡视，未及时发现病情变化，采取处理措施欠及时，视情况每次扣3～5分，当班内患者出现跌伤或致骨折不得分	

续表

项目	考核内容	标准分	考评标准	科室护士长评分
考勤	全勤,遵守考勤制度	8	迟到、早退每次扣1分,离岗扣2分,病、事假1天扣0.5分,旷工2小时以内扣8分,旷工半天待岗处理,换班(提出者)1次扣1分(经护士长批准除外)	
病区或科室管理	协助护士长管理,保持病区管理有序	5	当班1处不整洁,物品管理不善,病室或科室喧哗、欠整齐,扣0.5分;无节约用水、未按时关灯、空调当班管理不善者每次扣1分	
基础护理	工作落实,不发生压疮	8	患者头发、胡须、指甲长每人次扣0.5分,发生烫伤或护理不当出现皮损或坠床扣5分;床单位有血迹、尿迹,患者衣服有呕吐物、血迹,床头柜或床下杂物多,有便器,每处扣0.5分;患者体位欠舒适、安全,生活护理未落实,每项扣1分。可避免而发生压疮的不得分	
理论知识	努力学习,不断更新知识,考试合格	5	理论考核不合格者扣4分,第2次考核不合格者扣8分,第3次考核不合格者低聘,第4次考核不合格者待岗。无故不参加业务学习者每次扣3分。参加外语学习班,本专业自学考试或半脱产学习,每科合格者加2分	
技术操作	遵守操作规程,操作熟练,考试合格	5	技术操作考核不合格者每项扣4分,每月未完成护理部规定的考核项目每项扣2.5分,未主动找护士长考核,每次每项扣2分;第2次考核不合格者扣8分,第3次考核不合格者低聘,第4次考核不合格者待岗。工作中违反操作规程每次扣2分	
护理文书	书写及时,准确完整,质量符合要求	8	漏1份护理记录1次扣1分,不合格每处扣0.5分,字体不清每字扣0.1分。未按要求做好4个特殊的记录,视情况每次扣2~4分	
不良事件	严格执行三查七对,严防不良事件发生	8	缺点每例扣1分,Ⅲ级不良事件每例扣4分,Ⅰ、Ⅱ级不良事件每例降薪级,事故1例待岗。发生不良事件隐瞒不报者视情节轻重扣罚	

续表

项目	考核内容	标准分	考评标准	科室护士长评分
科研教学	开展护理科研，积极撰写论文，每年1篇以上	第一季度集中扣分，加分可随时	（1）讲课者每次加2分 （2）论文无写倒扣5分（个人完成），院级加2分。发表：省市级加4分，国家级加5分，中华级加8分。交流：市级加2分，省级加3分，国家级加4分 （3）科研院内获奖每项实施者加5分，参与者顺排加4、3、2、1分。市级以上科技进步奖实施者加15分，参与者顺排加13、11、9、7、5分 （4）市级科研立项实施者每项加4分，参与者顺排加3、2、1分	

科室护士长签名：　　　　　责任人（护士）签名：　　　　　　　年　　月　　日

表2-3　护士长绩效考核评分细则表

科室：_____　姓名：_____　总得分：_____　考核日期：_____年____月____日

项目	考核内容	标准分	考核标准	护理部评分
目标管理 （25分）	1.年计划达标率≥90%。有年终总结	2	年计划≤90%，每降1%扣0.5分，无年终总结扣5分。无计划扣3分	
	2.月安排、小结、分析	2	无月安排扣1分，无分析小结扣2分。记录不全扣1分	
	3.周重点	2	无周重点扣3分	
	4.科内制度，资料填写符合要求，保管完好整齐	2	未按护理部要求定期召开科内会议，资料填写不合要求每处扣0.5分，保管欠完整、整齐不得分。未按时交各科报表每次扣1分	
	5.参加护理部夜查房	3	缺岗每次扣2分，无故迟到、早退每次扣1分	
	6.请示汇报制度落实	3	未及时请示汇报每次扣2分；科内出现不良事件、压疮或其他意外事件，损伤、丢失贵重器材等现象隐瞒不报扣6分。因发现问题未及时做出处理每次扣3分	
	7.质量控制落实	4	未检查督促每次扣2分，未落实每项扣4分，未记录每次扣1分	

续表

项目	考核内容	标准分	考核标准	护理部评分
目标管理（25分）	8.会议制度落实	3	未召开护士周会每次扣2分，无记录扣1分；护理部召集会议无特殊情况，未请假迟到者每次扣0.5分，无故缺席者扣1分	
	9.本科室护理人员能遵守医院各项规章制度，无违纪行为及脱岗、旷工、迟到、早退等行为	4	本科室护理人员出现1人次违纪行为及旷工行为扣10分，出现1人次早退行为扣5分	
人员培训（25分）	对新进入本科人员及专科培训科内有计划	5	无培训计划不得分，计划欠清晰、细致扣2分；对科内人员未做好培训每人次扣1分，欠落实视情况扣分	
	三基培训考核合格率≥90%	10	合格率每低于1%扣2分（以护理部抽考为准）	
	各级人员年考核合格率≥90%	5	每低于1%扣2分	
	业务查房有记录	5	无业务查房不得分，无记录扣2分	
教学科研（5分）	带教任务按质按量完成，学生满意度≥95%。	5	出现带教质量问题或未及时反馈带教中出现的问题和未及时解决每次扣1～2分；学生满意度调查，每低1%扣1分	
	每年组织科内护士参加1～2项护理革新或科研立项。积极撰写论文	第一季度集中扣分，加分可随时	（1）无组织扣4分 （2）有组织无落实开展护理革新或护理科研扣4分 （3）有开展但年终无总结，扣2分 （4）科内一年内无一篇文章发表扣2分 （5）讲课者每次加1分。 （6）科内论文情况：院级加1分。发表：市级加3分，省级加4分，国家级加5分，中华级加8分。交流：市级加2分，省级加3分、国家级加4分 （7）科研：院内获奖每项实施者加5分，参与者顺排加4、3、2、1分。市级以上科技进步奖实施者加15分，参与者顺排加13、11、9、7、5分 （8）市级科研立项实施者每项加4分，参与者顺排加3、2、1分	

项目	考核内容	标准分	考核标准	护理部评分
护理工作质量（30分）	急救物品准备完好率100%	4	一件物品欠完好扣2分，无检查落实每次扣1分	
	常规物品灭菌合格率100%	3	一件过期物品或一次消毒隔离工作不符合要求扣1分，过期物品仍使用每次扣2分	
	整体护理质量≥95%	3	每降1%扣1分	
	特护、一级护理合格率≥95%	4	每降1%扣2分；工作未落实扣1分，因责任心问题致病人皮肤破损扣2分，由于可避免而发生压疮不得分	
	病区管理合格率≥95%	3	病区管理零乱，不符合规范要求，管理不到位，制度欠落实，每处扣0.1分	
	患者满意度≥95%	6	每下降1%扣2分；科内有投诉经核实后属实的不得分	
	护理文件书写合格率≥95%	3	每周无检查每次扣0.5分，检查后无落实改正每处扣0.5分	
	事故、严重不良事件发生率为"0"	4	科内发生不良事件在要求时间内无报经发现核实1例扣3分，科内发生每例缺点扣1分；每例Ⅲ级不良事件扣4分，Ⅰ、Ⅱ不良事件扣10分，事故扣20分	
安全意识（5分）	有安全意识，避免意外发生	5	因责任心不强而发生意外事情不得分。因发现问题未及时做出处理每次扣3分，未及时报告每次扣2分	
成本意识（5分）	节省人力、物力、财产避免浪费	5	科内浪费人力、财产、物资，每发现1次扣1分	
人力使用效益（5分）	能根据患者需求安排好护理人力资源，做到分层次使用护理人员	5	人员未做好合理安排每次扣1分，未根据工作需求及时调整人员每次扣2分	

第三节　身心并护工作标准

护理标准是护理领域中用于评价护理工作和护理质量的重要指标，开展身心并护的临床护理实践更需要统一的标准。目前临床护理参照的标准多，但涉及面还不宽，远未形成一个完整的体系，重视和加强护理实践标准化工作，保证护理实践统一、规范、安全、有效率，已成为我国护理工作发展的重要问题。解放军总医院在标准化体系建设方面进行了多年探索，自2011年起，分别以"标准建设年""标准深化年""标准落实年""标准验收年""标准转化年"为主题年的形式开展了标准化建设。依据国家、军队等级医院评审标准，参考JCI等国际认证标准，整合医院各项规章制度，构建了4个标准指南，即"运营管理指南""业务标准指南""员工行为指南""标准考核指南"。护理标准是医院标准化体系的一部分，在每个指南中均包含了护理人员管理、技术标准、服务标准、质量管理等内容，医院构建了从顶层到末端、从管理到服务、从定量到定性、从运行到考评的标准化管理体系。结合标准还专门编写下发了岗位手册，如护士岗位手册、机关管理岗位手册、教研人员手册等，做到标准人手一册。

一、护理岗位通用标准

1.着装仪表符合服务规范要求，接待来人、接听电话用语规范。

2.执行规章制度、工作程序和护理常规，达到相应质量标准。

3.接待入院患者热情主动、认真核对，确保住院资料、腕带、计算机内的信息完全相符。

4.护理文书内容客观、准确、完整。

5.责任护士在患者入科2小时内完成病区环境介绍及入院宣教，本班次内完成新入患者护理评估和首次护理记录。

6.患者护理等级标识正确，按《综合医院分级护理指导原则》实施护理。

7.责任护士对患者进行护理风险评估，对存在风险的患者，悬挂警示标识，制订护理预防措施，并告知患者及家属。

8.责任护士为患者实施全程连续护理及个性化健康教育，对存在心理问题的患者及时进行心理护理。

9.责任护士掌握"七知道"（包括床号、姓名、诊断、治疗、饮食、护理及病情）内容，床单位清洁整齐，饮食护理到位，及时满足患者需求。

10.医嘱处理、查对、执行及时准确。

11.麻醉精神类药品、各类药品器材及时清点，按要求登记保管，急救物品及设备处于待用状态。

12.遵医嘱正确给药，落实"三查七对"，发药到口，注射到位，操作规范。

13.按时交接班，对危重、新入院、当日手术、正在输液和一级护理的患者以及其他特殊情况患者进行床旁交班。

14.保持病区清洁、整齐、安静，做好陪伴探视管理。

15.掌握标准防护要求，严格执行无菌操作、手卫生规定、垃圾分类管理规范，做好感染监控记录。

16.接获危急值报告后完整、准确记录并及时报告。

17.突发意外事件立即上报，主动、及时上报护理不良事件。

18.从事专项护理技术、开展护理新业务和新技术符合准入标准要求。

19.按期完成教学、科研、卫勤任务。

二、临床护理标准

（一）患者护理标准

1.入院护理

（1）患者入科，护士应立即主动接待。监护室接到住院管理科收容电话时，护士应初步了解患者病情，立即通知责任护士及经治（值班）医师，做好床单位、监护、抢救物品及相关设备准备，仪器处于备用状态。

（2）平诊患者入科15分钟内，护士通知经治（值班）医师接诊；急诊患者入科，值班护士立即通知经治（值班）医师。监护室患者入科，护士与经治（值班）医师立即共同接诊。

（3）患者入科2小时内，护士介绍病区环境，完成入院宣教。

（4）护士接收核对住院资料，正确标识患者，确保住院资料、腕带、计算机内的信息完全。

（5）责任护士在本班次内完成新入患者护理评估和首次护理记录。

2.住院护理

责任护士为患者实施从入院到出院、从疾病护理到心理护理、从基础护理到专科护理全程、连续的护理；依据入院评估、再评估结果，为患者实施身心并护整体护理；严格遵循《住院患者基础护理服务项目》《基础护理服务工作规范》《常用临床护理技术服务规范》等实施护理。

（1）分级护理

①护理等级确定合理，随病情变化及时调整。

特别护理：病情危重、大手术后、随时可能发生意外需要加强护理的患者。

一级护理：重症或大手术后需要严格卧床休息的患者。

二级护理：重病恢复期或年老体弱、生活不能完全自理的患者。

三级护理：病情较轻或处于恢复期生活能自理的患者。

②责任护士标识患者等级护理正确，告知患者注意事项全面。

③护理巡视：一级护理每小时1次，二级护理每2小时1次，三级护理每3小时1次。

④根据患者等级护理级别和自理能力程度，按照基础护理基本内容及标准要求的内容、频次、质量标准落实晨间护理、晚间护理、卧位护理和排泄护理等基础护理措施。

（2）护理评估

①护理评估应从患者生理、心理、社会多方面有计划、按步骤地收集资料，分析资料，准确判断患者的健康状态，制订护理计划。

②护理初始评估由责任护士当班完成，包括一般情况评估、生理、心理及精神意识状态评估、自理能力评估、护理风险（跌倒/坠床、压疮、导管滑脱等）评估、营养状况和疼痛初步筛查等。对存在风险的患者，安全警示标识明显，风险告知充分，有相应护理预防措施。

③对初始评估存在护理问题的患者再评估，并根据病情及治疗护理情况随时评估。根据评估结果对患者需求进行优先排序，制订最优化护理方案，并告知患者和家属评估

结果及拟采取的护理措施。

（3）医嘱执行

①医嘱由本院具备注册执业医师资质、所获授权在有效期内的医师，按照"一人一码"的原则，在医生工作站中下达，初次接诊2小时内下达医嘱。

②长期医嘱每日上午9：30前下达；特殊情况下超过9：30下达的长期医嘱，由医师告知护士，确保医嘱的及时处理和执行。

③临时医嘱随时下达，并向护士交代清楚。急救口头医嘱，护士必须复诵1遍；抢救结束后30分钟内，由参加抢救的经治或值班医师与护士核对，按照实际执行时间补录医嘱。

④转科、手术、分娩后，必须停止之前医嘱，重新下达医嘱。

⑤下达、停止和撤销医嘱，医师均要复查。特殊情况下需作废医嘱时，医师应告知护士，并在医嘱本上签名、注明时间。

⑥无医嘱时护士不得给患者进行治疗性操作（紧急情况除外）。

⑦护士执行医嘱，必须完成"二人查对""三查七对"。

⑧各项医嘱执行按时、准确，执行后及时标记，签全名和执行时间。凡需下一班执行的临时医嘱，均列入护理交班内容。

⑨护士密切观察医嘱执行后患者反应，如患者未能按医嘱用药，须及时报告值班医师并记录。

⑩输血：护士（医师）取血和输血前后严格落实查对制度，输血准确率100%。输血后血袋保留24小时以备查对。

（4）专科护理

①建立专科护理技术操作规程、专科疾病护理常规、专科健康指导手册或资料，为患者提供有专科特色的护理服务。

②建立专科护理质量评价指标，对护理质量进行监测、评价和改进。

③建立专科危重患者护理常规及技术规范，工作流程及应急预案，以及危重患者风险评估、安全护理制度和措施。

④遵照医嘱为患者提供符合规范的治疗、给药等护理服务，及时观察了解患者用药和治疗反应，并为患者提供心理护理、健康指导和出院指导。

⑤建立良好的医护沟通机制，及时沟通患者在治疗护理中的问题，确保诊疗计划的顺利执行。

（5）健康教育

①责任护士对住院患者实施全程、个性化健康教育。健康教育覆盖率100%，患者知晓率≥95%。

②健康教育内容包括：住院有关规定；护理等级、护理风险；用药、治疗、检查、手术、功能锻炼、饮食注意事项；疾病预防保健、出院复查、自护措施等。

③实施健康教育须把握好时机，包括：入院时，用药、治疗前后，特殊和手术检查前后，评估存在护理风险时，更改用药、治疗、饮食方案时，患者出院前等。

④采用个别指导、集体讲解、文字宣传、座谈会、实物或图片展览、视听教材等形式进行。

（6）心理护理

①建立心理护理基本程序，包括评估患者感知、认知、应对和社会交往能力，确定患者心理问题，制订心理护理计划，实施并评价。

②根据不同年龄阶段、不同专科疾病患者的心理特点，为患者提供有针对性、个体化的心理护理。

（7）抢救工作

①抢救物品定位，药品、器械始终保持完备有效。

②科室建有各类专科及常见疾病突发病情变化的应急处置流程，定期演练考核。

③患者病情突变，值班医师、护士立即开展抢救，同时向二线值班医师报告，二线5分钟内到场，三线值班医师接到通知后，15分钟内到场指挥抢救。

④危（重）患者，医师及时告知，填发《病危（重）通知书》，一式2份，1份交予患者或家属，1份归入病历。

⑤对患者或家属要求放弃抢救的请求，值班医师必须报告上级医师，确认家属身份，告知放弃后果，履行签字手续。

⑥重大或特殊患者抢救，科主任必须到场。需外请专家协助时，逐级上报，医务部协调安排。

⑦持续抢救超过30分钟，心率、血压、呼吸等生命体征仍未恢复，经心电图检查证实，负责指挥抢救的医师可以宣布患者死亡。

⑧抢救结束后6小时内，完成《抢救记录》和抢救《护理记录》，记录精确到"分"。

3. 转科护理

（1）住院患者经会诊需要转科治疗时，转出科室提出申请，通知转入科室。

（2）转入科室通知住院管理科协调安排床位并备案，通知转出科室。

（3）转科前，转出科室与患者及其家属签署知情同意书；病情危重者，告知转科途中可能发生的危险，知情同意书签署率100%；同时准备急救物品。

（4）转出科室根据患者病情安排人员护送，病情危重患者至少由1名医师和1名护士护送，一般病情患者由1名护士护送。

（5）转出和转入科室交接患者，做到"4个清楚"：床旁交接患者清楚、病情交接清楚、病历资料和医疗文书交接清楚、《转科交接记录单》填写交接清楚。

（6）转入科室对转科患者按新入院患者进行专科诊治，在患者转入后24小时内完成《转入记录》。

4. 转院护理

（1）患者转院经转入医院会诊同意，病情允许转送。

（2）患者转院时，科室出具病历摘要；按规定复印病历资料。

（3）危重患者自行要求转院的，向患者及其家属告知转院途中可能发生的危险，知情同意书签署率100%。

5. 出院与指导

（1）一般患者出院前1天，监护室出院或转科患者、临时出院患者当日，由经治医师和责任护士通知患者及家属做好准备。经治医师和责任护士进行出院指导、征求意见，护士长进行满意度调查并记录。

（2）护士查验出院结算清单，协助整理病历，经治医师在患者出院后3个工作日内将病历归档。

（3）患者离院后，科室收到异常检验、检查报告，医师及时分析并向患者或家属及时反馈。

（4）患者离院后，及时完成床单位终末消毒。

（5）自行出院患者，必须签署相关知情同意书。

6.临终关怀

（1）患者临终前，医护人员必须对患者实施持续抢救，采取必要措施减轻患者痛苦，强化对患者及家属心理疏导。

（2）临终抢救诊疗计划的决策，必须让患者和家属参与，尊重患方权益，履行知情同意手续。

（3）患者死亡后，医护人员对患者家属的心理安慰妥当、及时，遗物核查交接妥善，尸体卡和死亡证明等文书开具齐全。

（4）太平间人员接通知后30分钟内接遗体，按遗体管理有关规定，妥善保管、移交尸体。

（5）遗体离开病室后，护士立即进行终末消毒。如系传染患者，即按传染病消毒制度处理。

（二）病区管理标准

1.护士长和主管医师共同管理病区，分工合作，协调一致。病区管理合格率≥95%。

2.病区环境清洁、整齐、安静、空气新鲜，无吸烟。

3.病区内物品定位、标识明确，使用记录完整。

4.防火设施齐全，性能良好，全科员工能正确操作。

5.严格门禁管理，遵医嘱持证陪护，按时探视，无外来人员进入监护室。

6.病区内储备药品种类、数量适当，分类放置，按规定贮藏，无过期。

7.高危药品专区存放，标识明显；包装相似、药名相似、外观相似、一品两规或多剂型药物的存放有明晰的警示标识。麻醉、精神等药品必须专人负责，双人双锁，班班清点交接，账物相符，使用后保留安瓿和红处方。

8.给药时，必须"二人查对""三查七对"，多种药物同时使用时，注意配伍禁忌；发药到口，注射到位，操作规范，观察用药反应。使用易致敏药物时，需询问患者有无过敏史。

9.药效和不良反应应当由经治医师向患者或家属宣教。

10.及时报告用药不良事件，报告率100%。

（三）护理教学培训标准

1.教学记录按照人员类别分类记录，人员类别包括实习学员、进修生、轮转生、研究生、专科护士等，教学记录内容包括各类学员教学计划、学员信息登记、教学培训记录、考核记录、教学课件。

2.实习学员每周组织1次理论或技能培训，出科前按要求完成相关考核内容。

3.病区每年制订各级人员培训考核计划，计划内容应体现对不同层级人员的不同培训和考核重点。

4.科室每周至少组织1次培训活动,重点培训内容包括:①相关法律、法规、规章制度、各项规定、岗位职责、护理文件等;②基础及专科护理常规和技术操作规程;③基础及专科理论;④护理文书书写规定;⑤年度护理工作计划和每月工作重点;⑥责任制护理基本要求和工作方法;⑦各类应急处置流程;⑧临床路径等。

5.科室每月分别组织护理教学查房、临床查房各1次。临床护理查房以讨论解决患者护理问题为主,教学查房由教学组长组织,以提高护理人员专科护理知识为主。记录规范、齐全。

6.科室每季度至少组织1次疑难危重病例讨论,明确患者存在和潜在的护理问题,制定护理措施。记录规范、齐全。

7.护士按时填写学分手册,各级护理管理者应按时审签,即每月护士长审签护士的学分手册、总护士长审签护士长的学分手册。

(四)护理文书书写标准

1.**护理文书一般要求**　内容客观、准确、及时、完整。护理文书书写合格率≥95%。

2.**护理记录要及时**　特殊检查治疗或中、小手术后24小时内各班必须有观察记录。

3.**特护记录**　病危、病重、抢救及大手术必须书写特护记录;24小时内完成病危患者特护计划。

4.**一般患者护理记录单书写要求**　包括患者一般情况、护理评估内容和护理记录三部分。

(1)患者一般情况:内容包括病区名称(按病区正规名称填写)、患者床号、姓名、性别、年龄、住院号、民族、籍贯、文化程度、职业、婚姻状况、入院时间(按照患者实际入科时间记录,格式为××××年××月××日××时××分)、出院时间(记录格式同入院时间,时间应与临时医嘱上出院时间相同)、入院诊断(按照医疗记录书写,有多个诊断时,以①②③…顺序排列)、过敏史、既往史、入院方式、联系人姓名、地址和电话。

(2)护理评估内容:包括身高(单位为cm)、体重(单位为kg)和入院时体温(T)、脉搏(P)、呼吸(R)、血压(Bp,单位为mmHg)及意识、表情、言语、体位、皮肤(异常时要具体描述部位、大小、程度)、饮食方式、营养状况、四肢(功能障碍时要具体描述部位和程度)、感官功能(异常时要具体描述)、排泄(异常时要具体描述颜色或次数)、静脉输液(如有,要具体描述)、引流管(如有,要描述引流管的名称和部位);如患者存在其他护理评估未涉及的问题,可将评估结果记入"其他"一栏。

(3)护理记录部分:包括记录时间、记录内容和签名。

记录时间:每次记录均应注明记录日期和时间,记录日期的书写格式为年、月、日之间以"-"相隔,具体时间点在日期的下方,以"××:××"的格式记录,如:2017-01-28 16:30。如为手写记录,首次记录要按照完整的格式记录年、月、日及时间,之后的记录按照"同一年的记录不再写年份、同一天的记录只写记录时间点"的规则进行记录;一条记录未记录完需换页记录时,新的一页开头不需写记录时间。

记录内容：每一条新的记录首行空两格；新入患者首次记录应记录患者入院原因、通知医师时间、入院后患者的主诉、护理评估发现的护理风险和护理问题、采取的护理措施、主要医嘱情况。如患者入院时病情危重行抢救或报病重、病危、行大手术等情况需记录特别护理记录单时，在记录完以上内容后转记特别护理记录单，但要在一般护理记录单上予以说明，如：患者病情危重报病危，详见特护记录单；停记特别护理记录单后转入一般护理记录单，应从新的护理记录续页开始书写。患者转科时应简要记录当前主要病情和护理问题、转科原因、转入科室；转入科室应简要记录转入原因、由何科转入、通知医师的时间、目前的护理问题及护理措施、主要医嘱情况等。入院患者由当班责任护士进行评估和记录，各班责任护士负责随时评估患者；特殊检查治疗或中、小手术后24小时内各班均应有观察记录；当发现患者有病情变化、存在护理风险、出现新的护理问题、接受特殊检查治疗与护理时，应随时进行评估、记录。护理记录内容应当客观、准确、及时、完整，书写时应当用中文和医学术语，通用的外文缩写和无正式中文译名的症状、体征、疾病名称等可以使用外文。记录内容应体现对患者的病情观察、存在的护理问题、采取护理措施及措施效果的评价；如需记录有关病情及治疗内容应与医师记录和医嘱执行时间保持一致；出院时应记录出院指导的有关内容。手工书写时均应使用蓝黑墨水进行记录，做到字迹工整、清晰，书写过程中出现错字时，应当双线画在错字上，保留原记录清晰、可辨，并注明修改时间，修改人签名。不得采用刮、粘、涂等方法掩盖或去除原来的字迹。

签名：护理记录一般由当班责任护士负责书写，记录护士应使用本人用户名和密码登录PDA，禁止使用他人用户名登录；未取得护士执业证书的护理人员不得单独进行护理记录；通过资质审核的护理人员（含进修护士）可向计算机室提出授权申请，批准用户名和密码后方可单独进行护理记录。记录好完整的一页后应及时打印，打印后及时在生成的电子签名处进行手工签名确认；手工书写护理记录时由记录护士进行签名，如下级护士在上级护士指导下进行记录则需双人签名（上级护士签在斜线上方），一条记录未记完需要换页时在页末不需签名，在该条记录结束后进行签名即可。上级护理人员有审查修改下级护理人员书写的护理记录的责任，修改时应当使用红笔修改，然后在下级护理人员签名的左上角签署全名及修改日期，并保持原记录清楚、可辨。

5. 特别护理记录单书写要求 病危、病重、抢救及大手术后24小时之内的患者均需记录特别护理记录单；如术后病情不稳应视情延长记特护记录时间。特别护理记录单内容包括记录时间、出入量、患者生命体征、病情及治疗和护理情况、记录护士签名，以及患者姓名、所在病室、床号、记录日期等，日期按照"年-月-日"格式书写。记录病情及治疗时首行应顶格书写，第二行开始空一格，每条记录均应有记录时间和记录人签名。病危、病重、紧急抢救患者应根据患者病情及时记录生命体征、出入量、病情、治疗和护理。大手术患者，术前病区护士应备好特别护理记录单，并记录术前生命体征、术前准备及用药等情况，在"注意事项"栏内书写患者的体重，以便麻醉医师计算麻醉剂量，随患者病历一同交手术室护士。手术室巡回护士对患者的麻醉、手术名称、术中用药及病情观察及护理措施等内容进行记录并签名，术后将特别护理记录单、手术安全核对单和手术清点记录单连同病历一同交病区护士签收，病区护士可根据科室情况续记或另起一页开始记录。特别护理记录单每日17:00及早7:00分别进行白班和全天出入量总结，总结后剩余的液体转入下一班次执行，除3升袋余液可以简写外，其他余液仍要写清液体及所加药物名称，但余液量可以按剩余液体总量书写。死亡患者应有死亡小结。特别护理记录单的签名要求同一般护理记录单。所有护理记录的页码按照时间的先后顺序进行手工书写。

（五）护理工作记录标准

1.病区护理质量与安全管理记录标准

（1）内容包括：病区质量控制人员名单、病区质量检查评价表（含专科质量检查评价表）、病区质量检查记录、征求患者意见记录、质量分析记录、安全隐患分析记录、护士长跟班记录、不良事件记录、全年各级对病区质控结果记录。

（2）病区质量检查由护士长负责组织实施，每月对病区管理、消毒隔离管理、急救物品管理、责任制整体护理落实、护理文书书写质量等内容组织一轮检查。每月进行高危药品管理、输血安全管理等内容抽查并记录。病区质量检查体现出专科护理质量。

（3）护士长负责征求出院患者意见或进行满意度调查，至少每周记录1次。

（4）二、三级质控结果分别由总护士长、护理部负责反馈给病区。

（5）护士长每月组织1次安全隐患分析并记录。

（6）护士长每周至少进行4次跟班检查。

（7）每月由护士长组织召开质量分析会，病区质控组人员参加，重点分析上月病区发生的不良事件、各级检查发现的重点质量问题、患者对护理工作的意见等，并讨论制定改进措施，追踪整改措施的效果。

（8）病区发生不良事件后及时通过网络系统进行上报，在本记录中登记。

2.病区日常管理记录标准

（1）内容包括工休座谈会记录、护理人员外出请假记录、文件登记记录等。

（2）节前护士长要组织召开工休座谈会，向患者宣讲节日期间安全工作的有关注意事项。将具体宣讲内容附后。

（3）护理人员外出、休假均需提前申请，获批后方可离开。

（4）护士外出、休假由护士长、科主任审批。

（5）护士外出、休假结束后应及时销假。

（6）护士长外出按照医院相关规定进行审批、报告。

（7）下发的各级护理相关文件，应及时登记，将文件内容可附在登记表后，并及时组织相关内容的培训。

3.病区护理教学记录标准

（1）记录内容包括各类学员教学计划、学员信息登记、教学培训记录、考核记录、教学课件。

（2）人员类别包括实习学员、进修生、轮转生等。

（3）实习学员每周组织1次理论或技能培训，出科前按要求完成相关考核内容。

（4）教学记录按照人员类别分类记录。

（5）每年将相关内容一并装订成册，病区留存备查。

4.病区护理培训记录标准

（1）第一部分为本病区各级人员培训考核计划，计划内容应体现对不同层级人员的不同培训和考核重点。

（2）第二部分为培训记录，按月记录（有课件或其他形式的培训材料应附在后面）。

（3）每周至少组织1次培训活动。

（4）只需记录本病区组织的培训内容，病区人员参加的其他培训内容可记录在个人学分手册上。

（5）第三部分为考核记录，按月记录。

（6）每年将相关内容一并装订成册，病区留存备查。

5.病区专科护理记录标准

（1）内容包括护理查房记录、护理会诊记录、疑难危重病例讨论记录。

（2）每月分别组织教学查房、临床查房各1次。临床护理查房以讨论解决患者护理问题为主，教学查房由教学组长组织，以提高护理人员专科护理知识为主。

（3）遇有本专科解决不了的护理问题时应及时请相关专科进行护理会诊，由责任护士和会诊人员共同完成会诊记录。

（4）每季度至少组织1次疑难危重病例讨论，明确患者存在和潜在的护理问题，制订护理措施。

护理部拟订了具体记录格式，挂在护理部网站，科室可下载打印，同时制作了病区护理管理、病区教学培训及病区专科护理记录3个活页夹，要求将记录单分别加入活页夹中，每年一册进行装订，并作为科室护理资料列入移交。

三、护理技术准入管理标准

（一）基本护理技术准入管理

1.技术类别　基本护理技术包括无菌技术、皮内注射法、卧有患者床更单法、静脉输液法、口腔护理法、心肺复苏术、尸体料理、背部护理法、留置导尿术、灌肠法、吸痰法、给氧法、铺备用床法、会阴冲洗法、膀胱冲洗法等27项。

2.人员条件　新入职护士、新任护士长。

3.准入流程

（1）操作培训

1）时间：新护士经聘用后、新护士长任命后1年内完成培训。

2）组织：护理部每月组织全院新护士长及小教员进行27项基本护理技术操作示教培训，每次培训2～3项操作；片区按护理部下发培训顺序表，负责组织本部新护士护理技术操作培训。

3）要求：新护士必须经过片区培训及考试合格后，方可参加护理部组织的抽考；各片区保证小教员培训时间、有固定的训练及考试场地，并有配套训练器材；护理部抽考有一项不达标者，不能参加其他项目考试。

（2）准入考核

1）考核方式：各片区组织本部新护士27项基本护理技术操作考试。护理部对片区操作考试合格的新护士进行抽考，每月2项，抽考人数为总人数的30%；护理部定期组织小教员到各科室抽考新护士操作；新任护士长的每项操作考核均由护理部完成。

2）考核成绩：各项操作考核成绩均90分以上为合格。

（3）准入批准：各片区将考核新护士操作的成绩汇总上报护理部，护理部根据片区及护理部抽考情况，对成绩合格者颁发《基本技能考核合格证书》。

（二）专项护理技术准入管理

1.技术类别　专项护理技术是指技术操作难度大，护理人员经过培训获得资质后才能进行的护理操作技术。如PICC置管术、造口护理、血液净化技术等。

2.人员条件　从事专项护理技术的人员，必须具有5年以上临床工作经验，且取得主管护师以上专业技术职务。

3.准入流程

（1）技术培训：申请从事专项护理技术操作者必须接受由相关部门（指医院、全军及中华护理学会）组织的技术培训。

（2）技术考核：在接受技术培训后，经护理部考核，成绩在80分以上者为合格。

（3）准入批准：对考核成绩合格者，护理部颁发专项技术操作培训合格证书，取得培训合格证书，由护理部准入审核批准的人员方可执行操作。

（三）护理新技术应用管理

1.技术类别　护理新业务、新技术主要包括护理配合项目、引进项目、推广项目和改良项目四方面。

（1）配合项目系指专科医疗开展新项目，护理需开展相应的配合。

（2）引进项目系指国外或国内已开展了成熟业务或技术，但我院尚属空白。

（3）推广项目系指我院已有科室开展相关业务，但本科室尚未开展。

（4）改良项目系指我院已经开展的护理项目，但不能满足当前临床需要，已做改进或改良。

除上述四类护理新业务、新技术项目外，所有拟在临床试用的护理新材料或新产品也包括在内。

2.审核原则　本着以促进患者健康为中心的原则，论证、审核申请项目的合法性、安全性、有效性、必要性、经济性、可行性，发展的前景和是否符合伦理规范等。对按照国家有关规定，尚未获得必要许可证明（包括生产许可、资格认定等）的项目，不予批准。

3.审批程序

（1）项目的申报：科室开展本规定所指的护理新业务、新技术之前，须认真、翔实填写申报表，及时报护理部。

（2）项目的审核：护理部接受申报表后，在1个月内召开护理学科建设委员会论证会，依照审核原则进行审核并做出审核意见。审核同意开展的项目，由护理部登记备案。

4.技术管理

（1）经审批同意开展的护理新业务、新技术，科室应制订相应的护理操作规范和不良反应处理预案，护士长应组织全体护理人员进行学习培训，使大家掌握护理要求，熟悉护理流程，了解可能出现的不良反应和并发症及其处理方法，并经考核合格后方可进行临床操作。

（2）对患者实施新业务、新技术前，应充分尊重患者的知情同意权，做好解释、说明，取得患者同意。

（3）实施过程中，患者出现任何不适反应或异常情况，应及时报告护理部，经护理部组织会诊后采取进一步措施，以保证患者安全。

四、护理信息化建设与管理标准

护理信息化建设是指以现代通信、网络、数据库技术为基础，围绕各项护理工作而进行的一系列软硬件系统的搭建、推广、应用与维护升级等工作，既是促进护理工作高效优质进行的有效手段，也为提升护理管理水平提供强大的技术支持。

（一）护理信息化工作组织

1.医院信息化工作小组　医院成立由分管院领导任组长的信息化小组负责全院信息化建设，小组成员包括各部门信息化工作负责人、招标采购部门人员和财务部门人员，以保证各部门信息化建设的一致性和协调性，促进医院整体信息化建设顺利、高效及有序进行。

2.护理信息化工作小组　护理部成立由护理部领导任组长的护理信息化工作小组，负责医院护理信息化工作，护理部派专人担任小组秘书，小组成员包括来自科室、片区和护理部的三级护理人员和医院信息科（或计算机室）人员，以保证护理信息化建设的实用性和高效性。

3.护理信息化工作专项组　护理信息化工作小组下设普通科室护理信息化专项组、特殊科室护理信息化专项组和护理管理信息化专项组，护理部派专人任组长负责项目的组织和实施，以保证护理信息化的全面建设。

4.护理信息化工作管理架构　身心并护模式下的护理信息化建设始终坚持围绕临床护理工作及管理工作需求。每年度末，护理部收集全院护理人员对护理信息化的需求，结合医院及护理部整体信息化建设规划，撰写下一年度护理信息化工作项目书并提交医院信息化小组审核，根据专家意见确定年度信息化工作重点，并以此为出发点选择最合适的人员建立新的护理信息化专项组或者对已有的专项小组进行调整。

（二）护理信息化管理模式

1.护理信息化的过程管理　当今信息技术革命日新月异，新技术新产品被不断应用到医院信息建设中来，云计算背景下的大数据时代来临，又为医院信息化建设开辟了广阔天地。医院对各项信息化建设都持有可持续发展和不断更新的态度，护理信息化建设也不例外，必须在发现需求和实现需求的循环过程中不断进步和完善，所以，对护理信息化工作的过程管理非常重视。实现护理信息化的过程管理，一是有专人负责，按照医院决策统筹规划；二是建立健全组织监管机制，定期审核工程进度；三是鼓励提出新的信息化项目，用创新促进发展。

2.护理信息化的质量管理　护理信息化工作的效果实现依靠严格的质量管理，否则很容易出现软件开发拖延工期、产品开发不实用等不良现象，造成人力和资源浪费。实现护理信息化的质量管理，一是加大经费投入，加强基础建设；二是发挥全员作用，重视临床声音；三是注重专业合作，构建信息之路；四是聚焦护理质量，提高管理能力。

3.护理信息化人才队伍建设　我国各级医院卫生信息人才缺编，既懂护理工作流程又懂计算机技术的复合型、应用型人才更是缺乏，因此，护理信息化建设依赖护理人员和信息化专业人员合作进行，但是这种模式一定程度限制了护理信息化的发展，因而护理信息化人才队伍建设成为医院备受重视的工作。医院着重在现有条件下加强继续教育，挑选并着重培养一部分护理人员作为资讯护士，采用多接触、多学习的方式提高其信息素养，在医院形成从护理部到临床科室的一条护理信息化人才骨干链，提升医院信息化建设的研发和应用能力。

（三）护理信息系统内容

1.临床护理信息系统　临床护理信息系统按照护理管理级别设置四级权限（表2-4），即护理部—片区—科室—护士，实行全院护理人员一人一码，并且由护理部审核后按照权限开放不同内容及功能，如因护理职位角色变化进行权限更新则需要重新审核。

表2-4　临床护理信息系统操作权限列表

用户角色	权限
护士	能看到本病区患者护理记录信息，在有效操作期限内并且只能对自己的护理记录进行编辑操作
护士长	能看到本病区患者护理记录信息，在有效操作期限内可以对本病区所有护士的护理记录进行编辑操作
片区总护士长	查询片区所有患者护理记录信息，并可以使用后台统计功能查看片区护理人员护理工作开展情况
护理部主任及相关助理员	查询全院所有患者护理记录信息，并可以使用后台统计功能查看全院护理人员护理工作的开展情况

目前，临床护理信息系统包括以下8个功能模块。

（1）体征录入：包括临床护理工作所采集的各种生命体征、体重、出入量等内容，并对异常和未及时监测的指标进行警示和提醒。

（2）医嘱管理：包括患者身份核查、医嘱执行单自动提取、医嘱执行确认及执行时间记录等内容，并对医嘱执行设置查询、提醒和时间限制等功能。

（3）护理评估：包括入院护理评估、营养评估、自理能力评估、压疮风险评估、跌倒（坠床）评估、疼痛评估、心理评估、导管滑脱评估、液体外渗评估等；同时根据各专科需要设置专科评估，对于所有评估内容后台自动实现评估异常及措施提醒及查询，护士可以自行设置搜索条件。

（4）护理文书：包括临床护理工作中需要书写的护理记录、体温单、交班报告、手术交接记录单等内容，并且提供模板编辑及快速智能输入功能。临床护理信息系统所有模块，均可以通过语句自动生成功能实现护理文书的快速生成。

（5）护理路径：包含各护理专科路径及实施过程中的各项护理措施等内容，并设置跟踪管理功能。

（6）健康宣教：包括入院宣教，各种检查、疾病相关知识宣教等内容，并以音频、视频、幻灯等多媒体形式展现。

（7）临床护理信息库：包括疾病护理常规、护理技术操作规范、健康教育指南、药物使用知识等内容，并实现全院共享。

（8）病区管理：包括病区特殊内容交班，病区耗材使用管理，护理及其他科室任务提示，危急值记录，手术、转科患者交接班记录，呼叫系统应答监控等。

2.护理管理信息系统　护理管理信息系统按照护理管理级别设置四级权限（图2-5，图中的数字分别代表相应功能模块），即护理部—片区—科室—护士，实行全院护理人员一人一码，并且由护理部审核后按照权限开放不同内容及功能，如因护理职位角色变化进行权限更新则需要重新审核。目前，护理管理信息系统包括8个功能模块。

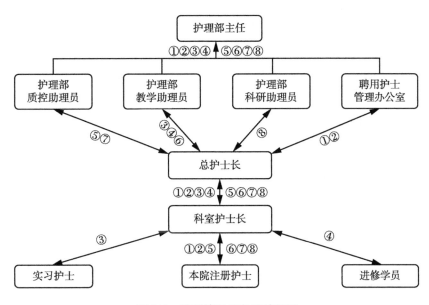

图2-5　护理管理信息系统使用

（1）护理人员信息库：收录全院护理人员的各项信息，用于进行人员管理、查询及调配。

（2）护理人员排班及后台管理系统：用于科室排班，可进行后台横向及纵向查询，便于护理部进行人力使用的监管及调配。

（3）护理实习生管理系统：用于进行护理实习生的科学管理，内容包括实习生信息管理、轮转学习、请销假、学员与科室的双向评价、考核及成绩统计。

（4）护理进修生管理系统：用于进行护理进修生的科学管理，内容包括进修生信息管理、轮转学习、请销假、学员与科室的双向评价、考核及成绩统计。

（5）护理质量控制管理系统：用于进行护理质量控制，内容包括质量检查问题、质控指标及单项合格率、护理质量追踪、护理问题改进及上报等。

（6）护理人员学分管理系统：用于进行护理人员的学分管理、考核评定及职称晋升管理，内容包括工作数质量、继续教育、科研获奖情况及奖惩情况等。

（7）护理不良事件上报系统：用于进行护理不良事件管理，内容包括不良事件上报、反馈、追踪及统计等。

（8）护理科研管理系统：用于进行护理科研管理，内容包括课题、文章、外出参会、专利、获奖等内容。

第四节　护理人员培训

良好的培训使护理人员掌握全面的身心并护临床技能，是实施身心并护护理模式的重要保障。分层次的人员培训可有效帮助各层次人员掌握各自职能，提高培训效率，增强培训效果，有助于保证临床护理质量。

一、培训目标与要求

培训目标包括以下8个方面，主要以自学和实践为主，各级讲课为辅，考核按医院、片区、科室三级分别组织，实行学分管理。每年度为一个考核周期，年度学分为100分。

1.医德医风　具有良好的医德医风和高度的工作责任心，从患者需要出发，全心全意为伤病员服务，包括遵守各项规章制度、服务态度、团结协作。

2.基础理论　初级专业技术职务人员以掌握基本理论为主；中级专业技术职务人员掌握护理基础理论知识和专科理论知识，能结合临床实践综合运用护理新业务、新技术；高级专业技术职务人员掌握本专业的学术发展动态，具有较强的经验总结和实践指导能力。

3.专业技能　初级专业技术职务人员以掌握基本护理技能为主；护师以上专业技术职务人员熟练掌握基本护理技能、专科护理技能，能熟练配合各项治疗操作，独立处理护理问题，具备身心并护基本技能；中、高级专业技术职务人员能处理复杂疑难的护理问题，指导开展身心并护临床护理。

4.临床工作能力　按要求完成各级职务工作的数、质量和临床健康教育等工作；按专业技术职务要求完成各种班次的出勤及值班、夜班天数。

5.临床教学　护师以上专业技术职务人员能胜任临床各类实习进修人员的教学工作，并保证教学质量；中高级专业技术职务人员胜任临床基础和专科护理教学。上级护士能够指导下级护士工作，组织教学查房，安排教学计划，参加院内外教学授课。

6.科研　初级专业技术职务人员按要求参加学术活动，每年完成1篇临床经验总结；护师以上人员参与临床科研工作，每年撰写1篇论文；主管护师每年在学术期刊发表1

篇论文。

7.管理能力 中高级专业技术职务护理人员胜任管理岗位工作，参与护理质量检查和监督，具有不良事件鉴定和处理能力。

8.外语水平 中级专业技术职务以上人员能够阅读国外护理专业文献，具有编译能力，高级专业技术职务人员达到"四会"水平。

二、分层次规范化培训实践

医院按护理人员专业技术职务将护士分为护士、护师、主管护师、副主任护师及以上4个层级，对各级护士进行分层次规范化培训。

（一）护士

1.新护士岗前培训

（1）护理部培训

［内容］护理基本理论、基本技能、护士形象、沟通能力、规章制度、消防知识等。

［方法］护理部统一组织，各片区教员协助完成培训与考核任务。护士形象、规章制度、消防知识等采取集中培训的授课方式；基本技能由各片区推荐的护士长进行分组带教，以集中讲授、教员示教、学员回示教的方式教授，分组进行训练。

［要求］新护士来医院后由护理部和各片区组织岗前培训和考核。新护士必须参加岗前培训，并达到培训标准后方可进入临床从事护理工作。无故不参加培训或培训后考试成绩不合格者，不能直接进入临床护理工作，须由各片区再次培训，考核合格后方可进入临床护理工作。担任新护士岗前培训的讲课教员，要认真备课、书写教案、制作电子幻灯，并参加新护士基本技能相应项目监考。

［考核］分为理论考试、礼仪考试、操作考试3部分，其中理论考试为笔试统一考试，≥60分为合格；礼仪和操作考试为实操考试；操作考试内容由新护士现场抽签决定，≥90分为合格。

（2）科室培训

［内容］

①掌握本病区常见疾病种类、诊治原则、护理常规和护理要点。

②掌握本病区常见急重症抢救处理原则，熟悉各种抢救技术、抢救配合、抢救物品准备和使用，如心肺复苏术、口咽通气道和吸引器的使用。掌握静脉输液护理、人工气道护理、心电监护仪使用。掌握专科特殊护理技术操作，如输液泵的使用及报警处理、中心静脉压的测量、除颤器的使用等。

③基本掌握急症、重症抢救患者病情观察方法及护理要点，熟悉重病护理的工作内容和标准及肺部并发症、压疮等各种并发症的预防。

④熟练掌握身体评估、护理风险评估方法，并能根据评估结果采取正确的护理措施。

⑤掌握各班工作程序、重点工作、质量标准。

⑥熟记护士岗位职责及上岗应掌握的各项规章制度（文明用语服务规范、总医院护士形象10条标准、窗口服务8条标准、无菌技术操作原则，以及病区管理、分级护理、

查对、值班交接班、住院患者管理、探视陪伴管理、病区药品管理、消毒隔离、职业暴露防护等制度，掌握患者入、出院护理程序。）

⑦掌握各种护理文书的正确书写方法。

⑧熟记病室常用药物（针剂、片剂、溶液）的作用、不良反应、剂量及使用方法。

⑨熟记急救车内各种物品的位置，急救药的作用、不良反应和各种物品使用方法及病区内各种急救设备的位置。

⑩掌握《基础护理服务工作规范》。熟练掌握以下各项技术操作：无菌技术，各种注射法，常用过敏试验法，动、静脉采血法，输液、输血法，各种铺床法，备皮法，晨、晚间护理，口腔护理，背部护理，床上擦浴，给氧，吸痰，鼻饲，灌肠，导尿，膀胱冲洗，尸体料理等。

⑪学会使用计算机入、出、转系统，计价、医嘱处理和护理记录，学会应用PDA。

⑫掌握突发意外事件应急处置流程，熟悉常用的应急电话及应急情况的上报流程。

［方法］各科室根据专科特点，结合以上内容，修订本科室带教计划。固定专人带教，带思想、带作风，各种班次相对固定带教时间，使新护士对各班工作有完整概念，带教时间为12周。带教结束后安排考核。考核合格者，按护理部岗位资质审核程序上报，经护理部抽考合格并批准后方可单独上岗；考核不合格者，延长带教时间。

［要求］新护士带教教员符合带教资质、优中选优、以身作则、认真履行教学职责，落实教学计划；教学组长、护士长应做好带教工作的督导与监查；新护士在临床实践中，要加强理论学习及技术操作训练，单独上岗后，要认真履行岗位职责，严格执行规章制度，加强三查七对，严防差错。

［考核］

①考核由护士长组织对新护士进行规章制度、专科基本知识和技术操作全面考试，考试成绩上报总护士长，护理部、各片区分别按照30%的抽考比例对新护士进行抽考。根据考核成绩及工作情况，按照科室申请、片区审核、护理部审批的程序组织新护士护理工作岗位资质准入。

②考核分三部分：a.带教内容的1.2.3.8项采用笔试评分，4.5.6.7.9.12项内容可采用口试评分。b.第10项结合本科常见操作选择考试内容（考试内容从以下项目中抽取：皮内、皮下、肌内注射法，常用过敏试验法，静脉采血法，输液法，铺床法，口腔护理，背部护理，床上擦浴，给氧，吸痰，鼻饲，灌肠，导尿，膀胱冲洗，考试项目不得少于6项），采用现场操作考核评分，90分以上者为合格。c.第11项计算机操作在病房实际工作中考核，检查20条医嘱处理是否准确熟练以及PDA使用掌握情况。

2.新护士基本护理技能培训

（1）护理部培训

［内容］27项基本护理技能（洗手法、无菌技术、生命体征测量技术、标本采集法、穿脱隔离衣技术物理降温法、血糖监测、口腔护理技术、经鼻/口腔吸痰法、雾化吸入技术、导尿技术、心肺复苏术、心电监测技术、除颤技术、口服给药法、胃肠减压技术、密闭式静脉输液技术、密闭式静脉输血技术、静脉采血技术、静脉注射法、肌内注射技术、皮内注射技术、皮下注射技术、患者约束法、轴线翻身法、患者搬运法）。

［方法］护理部负责为各片区培训小教员，以片区培训考核、护理部抽考的形式

实施对新护士基本护理技能的培训。

［要求］①片区认真组织对新护士进行基本护理技能的培训和考核，科室负责对新护士基本技能训练和考核；②新护士1年内完成27项基本护理技能操作培训与考核，取得技术操作合格证书。

［考核］①护理部从每项操作中抽取各片区新护士人数的30%进行考试，抽考成绩不达标者与科室目标考评挂钩；②1年内未通过27项护理操作考试者，当年学分考评视为不合格。

（2）片区培训

［内容］27项基本护理技能（同护理部培训内容）。

［方法］每项操作由一名护士长和配备的两名片区小教员负责，分两次对片区所有新护士进行培训，新护士自行练习。

［要求］每项操作的负责护士长严密组织，确保每名新护士均参加培训，并组织考核，新护士应经过科室训练和考核后方能参加片区考核。

［考核］片区对每项操作均进行考核，考核成绩不达标者与护士长考评挂钩，且不能参加护理部抽考。

3.轮转培训　为强化专科护理理论和技能培训，培养一专多能的临床护士，将轮转培训分为院内轮转、片区内轮转、科内轮转3种方式。

（1）院内轮转

［内容］新护士基本技能和规范服务。轮转单位包括规范化服务培训基地和静脉穿刺培训基地。培训内容包括护士形象、着装仪表、行为举止、服务用语、沟通交流及静脉输液和静脉抽血的流程及标准。

［方法］

①轮转安排：每年12月底前由各片区总护士长将下一年度护士的培训需求上报护理部，由护理部根据培训人员数量及承担培训任务的单位情况进行统一安排，形成下一年度护士院内轮转培训计划表，下发各片区及相关科室。

②轮转时间：新护士定科后1年内须完成为期1周的规范化服务培训基地和1周静脉穿刺培训基地轮转培训。

［要求］各科室严格按照计划安排有关人员参加培训；轮转人员应服从轮转科室的管理；轮转人员的考核由轮转科室护士长负责；轮转期间人员的绩效津贴仍由派出单位发放。

［考核］护理规范化服务培训基地、静脉穿刺培训基地负责组织考试，考试合格者，取得培训证书。

（2）片区内轮转培训：护士阶段应进行大内科、大外科轮转培训，目的是培养护理理论和技能全面的全科护士，为科室间人员的紧急调配及完成突发事件的应急保障提供支持。由片区总护士长负责制订本片区护士的轮转计划，承担培训的科室护士长负责制订培训计划并组织实施培训工作。

（3）科内轮转培训：各科有计划安排护士进行科室内各亚专科护理培训，使护士掌握本专科不同病种的护理要点，更加全面、深入地掌握专科护理知识，并为科室内人员的调配提供保障。由各亚专科病区的护士长共同协商制订轮转计划，报总护士长审核、护理部备案后组织实施。各亚专科轮转时间不少于1个月；轮转人员应服从轮转科室的管理；轮转人员的考核由轮转病区护士长负责；轮转期间人员的绩效津贴由科室协商后统一发放。

4.岗位技能培训 护理部制订护士岗位技能培训项目和培训计划，组织开展有重点的岗位练兵活动，指导实行单项训练与综合训练相结合的培训，科室和片区分级负责培训和考核。

［内容］标准预防、注射技术、外周静脉输液技术、血标本采集技术、输血技术、给氧技术、吸痰技术、导尿术、留置胃管术、备皮术、床旁血糖监测技术、心肺复苏术等基本护理技术；各专科护理技术及战创伤救护技术学。

［方法］每年1～10月为训练时间。

（1）单项培训：各科室按照护理岗位练兵计划要求，对本科室人员进行训练，选拔操作培训教员，每项操作由一名小教员负责统一操作、科内培训，并与护士长共同完成该项操作的考核验收。

（2）综合训练：各片区负责设计个案病例，提出综合训练项目。每个综合训练项目至少展示3种或4种以上护理技能，护士参加救护。每个片区至少完成2个综合项目训练。

［考核］科内考核每月底前进行。各片区负责所属护士岗位练兵考核验收，护理部平时抽查，集中考核验收于10月底或11月初进行。

5.继续教育培训

（1）护理部培训

［内容］临床护理新知识、新技能，护理管理理论和科研设计，心理学，相关法律法规，护理文书的书写规定，临床路径等。

［方法］以讲授为主，网上学习为辅；每年12月底前制订下一年度继续教育计划，做好相关课程的安排，下发至各片区、各科室，各科室根据要求，安排护士参加。

［要求］护理部每周组织1次护士继续教育讲座，并确保护理人员参训率。护士参加护理部组织的继续教育培训每年至少10次。

（2）片区培训

［内容］每年12月底前征集护士的学习需求，结合临床实际工作以及护理工作中出现的薄弱环节，制订下一年度的片区继续教育计划。

［方法］以讲授为主，片区每2个月组织一次继续教育讲座。

［要求］各科室护士长按计划、按需求合理安排护士参加继续教育培训。

（3）科室培训

［内容］结合各专科临床护理需求和护士的实际情况，制订培训内容。每月集中组织4次护理业务学习（包括规章制度及法律法规培训、感染控制培训、医院文化及应急预案、专科理论等）；每月组织2次护理查房（其中教学查房、临床查房各1次）。

［方法］理论培训以讲授为主；专科操作培训由科室操作小教员进行实操示教。

［要求］科室教学组长与护士长在每年12月份制订下一年度的专科培训计划，具体到每月培训内容，每月第4周前安排下个月培训的细则内容和时间。护士培训以临床基本护理技能为主，兼学专科护理知识和技术，以熟练掌握基础护理操作。全体护士除休

假外，应积极参加科内培训，不得无故缺勤。

6.三基考核

（1）理论考核。每年4月份由护理部统一组织全院护士基础理论考试；每年10月份由各专科组织专科护理理论考试，成绩上报片区，由片区汇总后上报护理部。

（2）操作考核。每年9月份由各专科组织进行专科护理操作考试，成绩上报片区，由片区汇总后上报护理部。

（二）护师

1.院内轮转培训

［内容］对有特殊技术需求的专科，有计划地选派护士到相关科室进行轮转学习，提高专科护士的专业技术水平，增强处理特殊疑难护理问题的能力。

［方法］

（1）轮转安排：每年12月底前由各片区总护士长将下一年度护师的培训需求上报护理部，由护理部根据培训人员数量及承担培训任务的单位情况进行统一安排，形成下一年度护师院内轮转培训计划表，下发各片区及相关科室。

（2）轮转时间：每名护师在任职期间完成4个月的监护室轮转培训，完成相关科室的专科理论和专项技术培训。

［要求］各科室严格按照计划安排有关人员参加培训；轮转人员服从轮转科室的管理；轮转人员的考核由轮转科室护士长负责；轮转期间人员的绩效津贴仍由派出单位发放。

［考核］轮转的监护室负责组织考试，考试合格者，取得培训证书。

2.岗位技能培训　护理部制订护师岗位通用护理技能培训项目和培训计划，组织开展有重点的岗位练兵活动，指导实行单项训练与综合训练相结合的培训，科室和片区分级负责培训和考核。

［内容］标准预防、外周静脉输液技术、动脉血标本采集技术、输血技术、心肺复苏术、PICC维护技术、心电监护技术、气管切开护理技术、输液泵、微量泵使用技术、呼吸机使用技术、电除颤术共12项通用护理技术和专科护理技术及战创伤救护技术。

［方法］每年1～10月为训练时间。

（1）单项培训：各科室制订护理岗位练兵计划。

（2）综合训练：各片区负责设计个案病例，提出综合训练项目。每个综合训练项目至少展示3种或4种以上护理技能，护师参加救护。每个片区至少完成2个综合项目训练。

［考核］科内考核每月底前进行。各片区负责所属护师岗位练兵考核验收，护理部平时抽查，集中考核验收于10月底或11月初进行。

3.继续教育培训

（1）护理部培训：同护士。

（2）片区培训

［内容］每年12月底前征集护士的学习需求，结合临床实际工作及护理工作中出现的薄弱环节，制订下一年度的片区继续教育计划。

〔方法〕以讲授为主，片区每2个月组织一次继续教育讲座。

〔要求〕各科室护士长按计划、按需求合理安排护师参加继续教育培训。

（3）科室培训

〔内容〕结合各专科临床护理需求和护师的实际情况，制订培训内容。每月集中组织4次护理业务学习（包括规章制度及法律法规培训、感染控制培训、医院文化及应急预案、专科理论等）；每月组织2次护理查房（其中教学查房、临床查房各1次）。

〔方法〕理论培训以讲授为主；专科操作培训由科室操作小教员进行实操示教。

〔要求〕科室教学组长与护士长在每年12月份制订下一年度的专科培训计划，具体到每月培训内容，每月第4周前安排下个月培训的细则内容和时间。

4.三基考核

（1）理论考核：每年4月份由护理部统一组织全院护师基础理论考试；每年10月份由各专科组织专科护理理论考试，成绩上报片区，由片区汇总后上报护理部。

（2）操作考核：每年9月份由各专科组织进行专科护理操作考试，成绩上报片区，由片区汇总后上报护理部。

（三）主管护师

1.院内轮转培训

〔内容〕每名主管护师在任职期间完成1个月的急诊科轮转培训，增强处理特殊疑难护理问题的能力。

〔方法〕每年12月底前由各片区总护士长将下一年度主管护师的轮转需求上报护理部，由护理部协调急救部根据培训人员数量进行统一安排，形成下一年度主管护师急诊科轮转培训计划表，下发各片区及相关科室。

〔要求〕各科室严格按照计划安排主管护师参加培训；轮转人员服从急诊科的管理；轮转人员的考核由急诊科护士长负责；轮转期间人员的绩效津贴仍由派出单位发放。

〔考核〕急诊科负责组织考试，考试合格者，取得培训证书。

2.岗位技能培训　护理部制订主管护师岗位通用护理技能培训项目和培训计划，组织开展有重点的岗位练兵活动，指导实行单项训练与综合训练相结合的培训，科室和片区分级负责培训和考核。

〔内容〕疑难静脉穿刺、心电图判读、血气分析、伤口处理、血液净化技术、PICC置管技术、肺部物理治疗、鼻肠管置管共8项通用护理技术和专科复杂护理技术及战创伤救护技术。

〔方法〕每年1～10月为训练时间。

（1）单项培训：各科室制订护理岗位练兵计划。

（2）综合训练：各片区负责设计个案病例，提出综合训练项目。每个综合训练项目至少展示3种或4种以上护理技能，主管护师参加救护。每个片区至少完成2个综合项目训练。

〔考核〕科内考核每月底前进行。各片区负责所属护士岗位练兵考核验收，护理部平时抽查，集中考核验收于10月底或11月初进行。

3.继续教育培训

（1）护理部培训及院外学术活动

［内容］专科护理新业务、新技术，护理管理新理论、新方法，循证护理，心理学，相关法律法规，临床路径等。

［方法］以讲授为主，网上学习为辅。

［要求］护理部每月组织一次主管护师继续教育讲座，主管护师可有重点选择培训内容，每年参加护理部组织的继续教育和院内外学术活动至少10次。

（2）片区培训

［内容］每年12月底前征集主管护师的学习需求，结合临床实际工作及护理工作中出现的薄弱环节，制订下一年度的片区继续教育计划。

［方法］以讲授为主，片区每2个月组织1次继续教育讲座。

［要求］各科室护士长按计划、按需求合理安排主管护师参加继续教育培训。

（3）科室培训

［内容］结合各专科特点，主管护师与护士长一同制订培训内容，每月组织或参加医疗及护理专科护理新业务、新知识学习4次；每月组织2次护理查房（其中教学查房、临床查房各1次）。

［方法］理论培训以讲授为主；专科操作培训进行实操训练。

［要求］科室教学组长与护士长在每年12月份制订下一年度的专科培训计划，具体到每月培训内容，每月第4周前安排下个月培训的细则内容和时间安排。

4.三基考核

（1）理论考核：每年3月份由护理部统一组织全院主管护理基础理论考试；每年10月份由各专科组织专科护理理论考试，成绩上报片区，由片区汇总后上报护理部。

（2）操作考核：每年9月份由各专科组织进行专科护理操作考试，成绩上报片区，由片区汇总后上报护理部。

（四）副主任护师及以上人员

1.院内轮转培训　高级职称护理人员根据专业发展和个人职业发展需求，自行提出轮转计划，报科室护士长和片区总护士长同意后，报护理部，根据情况安排。

2.岗位技能培训　高级职称护理人员根据专业发展自我学习训练掌握专科新技术及战创伤救护技术。

3.继续教育培训和院外学术活动　高级职称护理人员根据专科发展动态，提出继续教育和参加学术活动计划，报科室护士长和片区总护士长同意后，报护理部，根据情况安排。每年参加院内外学术活动至少10次。

4.科室培训　高级职称护理人员结合专科特点，与护士长一同制订学习培训内容，每月组织或参加医疗及护理专科护理新业务、新知识学习4次；每月组织2次护理查房（其中教学查房、临床查房各1次）。

5.理论考核　每年4月份由护理部统一组织全院护理理论考试；每年10月份由各专科组织专科护理理论考试，成绩上报片区，由片区汇总后上报护理部。

6.操作考核　每年9月份由各专科组织进行专科护理操作考试，成绩上报片区，由片区汇总后上报护理部。

第五节　身心并护质量管理

为保证身心并护有效落实，护理管理者配套建立了相应的管理制度与措施，从组织结构、工作标准、质量控制等各环节加强建设，以期运用现代科学管理方法，以最佳的技术，提供最优质的身心并护护理服务。

一、护理质量标准

1.关键质控指标

（1）护理不良事件报告率100%。

（2）护理风险评估覆盖率100%。

（3）健康教育覆盖率100%。

（4）急救物品管理合格率100%。

（5）病区管理质量合格率≥95%。

（6）护理文书质量合格率≥95%。

（7）消毒隔离管理合格率≥95%。

（8）责任制整体护理落实合格率≥95%。

（9）专科护理质量合格率≥95%。

（10）住院患者护理服务满意率≥95%。

2.护理工作通用考评标准　见附录A。

3.质量检查评价表　包括病区管理质量、急救物品管理质量、消毒隔离管理质量、责任制整体护理落实质量、护理文书书写质量及住院患者护理服务满意度调查表，见附录B。

二、质量控制组织与实施

（一）护理质控组织

1.医院成立护理质量管理委员会，由分管院领导、护理管理人员及相关部门管理人员组成，依据护理发展规划和目标，制订工作计划，组织实施与改进。

2.护理质量管理由科室、片区、护理部三级质量管理组织构成，即科室在病区护士长领导下成立一级护理质控组，片区在总护士长领导下成立二级护理质控组，护理部在主任领导下成立三级护理质控组。三级质控组由护理部机关人员、总护士长及临床具有高级专业技术职务的护士长组成，护理部每年依据工作岗位变动情况，对三级质控组人员进行相应调整。

3.护理部负责制订护理工作质量标准、规章制度及年度质控计划，确定护理质量改进和重点评价项目，通过临床护理督导检查，运用护理质量管理信息系统等方式对全院护理质量进行分析、评价及监控。

（二）护理核心制度

1.护理值班、交接班管理制度

（1）单独值班人员应当为注册护士；新来医院护士和进修护士经培训、临床带教、考核合格后，由总护士长报护理部进行资质审批，审核合格者方可单独值班。未取得执业证书的护士不得单独值班。

（2）各病区24小时均设值班人员。值班人员必须坚守岗位，履行职责，认真填写值班记录，夜间和节假日应设听班人员。

（3）未经交接班，值班人员不得擅自离开岗位，以确保诊疗、护理工作不间断。

（4）值班人员应当按时巡视患者，掌握病情，发现病情变化及时向值班医生报告。

（5）值班人员应当按职责完成新入院或急诊患者的收容及处置工作，并积极参加病室内危重患者的抢救。

（6）值班人员应当按时完成各项治疗护理工作，认真执行查对制度，防止差错、事故，并负有指导实习、进修护士和卫生员工作、进行病区管理的责任。

（7）值班人员应当负责病室及探视、陪伴人员的管理，督促探视人员按时离院，遇有可疑人要及时询问，遇有重要或异常情况应当及时向上级报告。

（8）节假日值班护士安排，按患者数与护士8∶1安排，如病区患者人数少于10人时，可安排2人值班；听班人员应当与病区保持有效联系，遇到突发情况应当及时到位。

（9）正常工作日时间，病区每日早8∶00集体交接班，全体护理人员参加。其他时间的交班由当班护士负责，并与接班人员按照程序认真交接。

（10）交班前，值班护士应当完成好各种护理记录，检查各项工作完成情况，防止错误或遗漏。

（11）交班顺序：依次为护士交班报告、医嘱本、小交班本内容和特殊情况及有关注意事项，床旁交接患者，与责任护士、保障班护士交接液体和用药情况。

（12）床旁交接的内容：危重、新入院、当日手术、正在输液和一级护理的患者及其他特殊情况患者；主要交接患者的病情、治疗、护理、皮肤、液体输入、医嘱执行及新入患者的一般情况。

（13）接班人员应当做好接班前准备：着装整齐，仪表端庄，精神饱满。

（14）接班人员应当认真听取交班人员所交的各项情况；随同交班人员一起到床头接班，查看患者。对交接内容有疑问的应当主动提出，需要时，双方共同研究解决办法。

（15）当面查对、清点麻醉精神类药和有关物品、器材，及时登记并签名。

（16）接班人员接班后，应当对职责范围内的一切护理问题负责。

2.分级护理制度

（1）患者入院后由医师根据患者病情决定护理等级，并下达医嘱，责任护士对患者进行等级护理标识，告知患者相关注意事项，按照《综合医院分级护理指导原则》实施护理。

（2）患者住院期间，医师应根据病情变化及时更改护理级别，以利于患者康复。

（3）护理等级一般分为一级护理、二级护理、三级护理和特别护理。

①特别护理：适用于病情危重、大手术后、随时可能发生意外而需要加强护理的患者，应指派专门的护理人员看护，或进入重点护理病室、监护室。责任护士密切观察病情变化；负责做好患者的一切护理工作；向患者提供安全、及时、准确的身心整体护理服务；护士应在护理记录单中准确及时的记录体温、脉搏、呼吸、血压、治疗、护理、出入量及病情；备好各种监护仪、急救药品、器材等，随时做好抢救准备。

②一级护理：适用于重症或大手术后需要严格卧床休息的患者。护士要负责做好患者的各种生活护理；重视做好患者身心整体护理，并做好相应的护理记录；密切观察病情变化，每小时巡视1次患者，并注意观察治疗效果；认真做好晨、晚间护理，根据病情定时协助患者更换体位，按要求帮助患者擦澡、洗头、更衣及必要的床上活动等，预防并发症。

③二级护理：适用于重病恢复期或年老体弱、生活不能完全自理的患者。在生活上，护士应给予必要的协助；帮助患者制订治疗康复计划并做好指导工作；注意观察病情变化及患者的心理变化，每2小时巡视1次患者；护士要主动帮助解决患者存在的实际问题或困难。

④三级护理：适用于病情较轻的患者或处于恢复期生活能自理的患者。护理人员要主动指导患者进行康复锻炼；给予必要的卫生宣教；对患者实施全身心的整体护理，并注意病情观察，每3小时巡视1次患者；出院前做好患者的健康指导工作。

3.责任制整体护理管理制度

（1）病区护士长按照责任制护理模式进行排班，责任护士应当负责分管患者从入院到出院全程、连续的护理。

（2）病区有责任制护理工作具体实施方案，明确责任护士职责和工作内容，护士长负责组织对护士优质护理及责任制护理相关内容、方法的培训。

（3）护士长按照责任护士的资质及工作能力合理分配患者，每名护士分管患者数最多不超过8人。

（4）责任护士负责对患者进行入院评估和住院期间的再评估，并依据评估结果为患者实施身心整体护理及康复指导。

（5）病区公示基础护理服务项目，责任护士按公示内容和基础护理服务规范为患者提供相应的基础护理服务。

（6）病区有专科疾病护理规范，责任护士按照规范落实专科护理措施。

（7）各科室在征求护士意见的基础上制订护士绩效考核方案，考核内容包括护理工作数质量、护理技术难度与伤病员满意度等。

（8）各级管理部门定期对责任制护理开展情况进行检查督导，对存在问题提出整改措施，追踪改进。

4.护理查对制度

（1）在输血、手术、有创诊疗、用药等关键流程中，均有对患者身份识别的具体措施，应至少使用两种患者身份识别方法，禁止以房间号或床号作为识别依据。

（2）护理人员在核对患者姓名时应用反向查对法，请患者自己说出姓名；婴儿、昏迷、语言障碍等无法沟通的患者请陪同家属说出患者姓名。

（3）在患者入院时认真核对身份，为其佩戴正确的身份腕带，并告知腕带的重要性，避免随意取下；进行操作时须通过扫描腕带来核对患者身份。

（4）护理人员在执行用药医嘱时要严格执行三查七对，即在操作前、操作中、操作后查对患者姓名、住院号（腕带）、药名、剂量、浓度、时间、用法，并经第二人核对后方可执行。

（5）清点药品时和使用药品前要检查药品质量，是否有变质、混浊、沉淀、絮状物等，瓶口有无松动、裂缝，查看药品标签、失效期和批号，如不符合要求，不得使用。

（6）给药前，注意询问患者有无过敏史；使用麻醉、精神类药物时要反复核对；同时使用多种药物时，应注意配伍禁忌。

（7）取血时与输血科发血人员按照流程认真核对科室、患者姓名、住院号、血型、血液成分、交叉配血结果、献血者编码、血型、储血号及血液有效期等内容，检查血袋及血液质量。

（8）输血前，需有两名医务人员持患者病历、交叉配血报告单、血袋共同核对患者姓名、住院号、血型、血液成分、输入量、交叉配血结果、献血者血型及血液有效期，并让患者自述姓名和血型，无误后方可输入。输血后血袋保留24小时，以备必要时查对。

（9）手术室人员在接手术患者时，要与病区护士共同查对科室、姓名、床号、性别、年龄、诊断、手术名称、手术部位、术前用药、术中带药、病历相关资料，检查术前准备完成情况。

（10）麻醉前、手术前、手术后手术医师、麻醉医师及巡回护士对照《手术安全核对表》内容逐项核对，共同签字；凡进行体腔或深部组织手术时，须在术前与缝合前清点敷料、器械等各种手术用物，术毕再次清点1次以上物品。

5. 护理安全评估及不良事件报告制度

（1）新入院患者由责任护士负责对其进行护理风险筛查和安全评估，评估结果记录在护理记录中。

（2）对于经过筛查和评估存在压疮、跌倒、坠床、脱管等风险的患者，应当在患者床头设置相应的安全警示标识，告知患者或家属存在的风险和防范措施，制订并采取相应的护理预防措施，依据风险变化情况，及时调整护理措施。

（3）对于入院评估时已经存在护理问题的患者（如院外带入的压疮等），应当记录护理问题性质、程度和采取的护理措施，必要时提出护理会诊申请。住院期间应当及时记录患者情况，包括护理问题的转归。

（4）对于入院时评估无风险的患者，如遇病情、治疗方案变化可能导致风险时（如手术和使用镇静药、降压药、利尿药等），应当再次评估。

（5）治疗护理过程中严格落实查对制度。对患者住院期间发生的护理安全问题，如护理差错或事故、压疮、跌倒、坠床、脱管及其他护理不良事件等，病区应主动、及时填写《护理不良事件报告表》或通过网络系统上报。护理部对不良事件进行处理、追踪，并定期组织讨论、分析，研究改进措施。

（6）鼓励病区护理人员主动报告不良事件，发生的问题不与科室目标考评挂钩；对于故意隐瞒不报者按照目标考评给予扣分。

（7）护士长应当定期组织护理安全隐患分析，及时发现患者、住院环境、设施等方面存在的安全隐患，讨论制订安全防范措施。各病区应当制订专科应急事件处理预案，并组织培训。

6.护理会诊制度

（1）具备以下条件之一者，方能组织承担护理会诊：专科护士、在所从事的护理领域有专业特长且具有解决实际问题的能力、具有中级以上（含中级）专业技术职务。

（2）护理会诊，分为院内护理会诊、急诊护理会诊、院外会诊。会诊前由申请单位填写《护理会诊申请单》。

（3）院内会诊主要用于多科协作解决疑难、危重患者的护理问题。由护士长提出会诊申请，填写护理会诊单送护理部，由护理部助理员通知有关人员，做好会诊准备。院内护理会诊应当在48小时内完成。

（4）遇有急需解决的疑难护理并直接影响患者的病情进展或关系到患者的生命时，应当组织急诊护理会诊。会诊护士随请随到，其程序同院内护理会诊，但可口头提出申请，会诊后补填申请单。

（5）外单位请我院护理人员进行会诊，须经护理部领导批准。我院请外院护理会诊，由所在科室向护理部提出申请，护理部负责联系，会诊程序同院内护理会诊。

（6）会诊时由责任护士介绍患者的简要病情、护理评估内容、护理措施、护理效果评价及需要解决的疑难护理问题。会诊护士结合有关检查资料及病史进行综合分析，提出会诊意见，如遇疑难护理操作及需要掌握的护理知识，应当给予具体指导和讲解，并认真书写会诊意见。

（7）责任护士负责将会诊情况记录于护理记录上，并根据会诊意见落实护理措施。

7.患者使用约束具管理制度

（1）本制度所涉及的约束具是指约束手套和约束带。

（2）对患者采用约束措施必须有书面医嘱；实施约束应当严格掌握指征，包括：患者可能有伤害自己或他人的行为，如精神错乱或认知障碍；患者阻碍治疗的实施，如意外拔管、撞伤、抓伤等。

（3）使用约束具需在其他帮助性措施无效后，并征得患者或亲属同意并有医嘱时方可启用。其他帮助性措施，包括镇痛和安慰及安排患者亲属陪伴等。

（4）使用约束带时尽量避开输液部位、手术切口及皮肤破损处。

（5）正确使用所有的约束具，并在发生紧急情况时易于取下。

（6）呼叫器应当放于患者手可触及处，确保患者可随时呼叫护士。

（7）定期对医务人员就正确使用约束具及如何护理约束患者进行培训。

（8）实施约束后责任护士至少每小时评估患者1次，检查约束部位血液循环情况并记录。

（9）如果患者使用约束具的指征消失，应当及时停止约束。

8.消毒、隔离制度

（1）医护人员应掌握标准防护要求，进入无菌区或执行无菌操作时，按规定着装、洗手、戴口罩。

（2）病区感染控制联络护士职责明确，负责对病区医务人员进行感染控制相关知识培训，督导检查相关措施的落实。

（3）严格执行手卫生相关规定；严格执行消毒、隔离制度及无菌技术操作规程，进行抽血、输液操作时，应保证一人一巾一带。

（4）严格落实再生医疗器械消毒管理措施，一次性物品一次性使用。

（5）无菌物品应专柜储存，与待消毒物品分区放置，标识明确；灭菌物品须注明消毒日期和有效期；过期、失效物品应及时取出并重新消毒或更换。

（6）患有肝炎、活动期结核及其他传染性疾病的护理人员不宜从事临床护理工作，待恢复正常后方可重新工作。

（7）需保护性隔离的患者，应优先做治疗护理工作；对实行隔离的患者，后做治疗护理工作。

（8）病区垃圾分类管理规范，不得混放；各种医疗垃圾桶标识明确；医疗锐器处理规范。

（9）患者出院后对床单位进行终末消毒，对特殊感染患者床单位应给予消毒或更换。

9. 病区药品管理制度

（1）病区应当根据医疗需要储备适量的基数药品，品种、数量与药局共同商定。中心摆药的科室，病区一般只储备少量的常备药，以备急用。

（2）一般常备药品在网上填写请领单，定期补充，其他药品按处方请领。

（3）病区使用药品应当根据医嘱，严格执行查对制度，发现药品变色、发霉、混浊、过期或标识不清等不得使用。

（4）病区存放的药品应当按口服、注射、外用、滴剂等不同浓度及剂型分类放置，并按失效期先后排列，瓶签按药典规定书写，字迹清楚；特殊药品应当按规定储藏条件保存与使用；药品存放处应当保持清洁卫生，室温控制在25℃以内；病区存放药品的冰箱，不得用来存放医务人员私人物品和患者食品等。

（5）病区一般不存放高警示药品，如必须存放则应当设专门放置区域，并有明显标识；对毒、麻药品的管理应做到标签清楚，专人管理，放在保险柜内加锁保管，做到班班清点交接，逐日消耗登记，用后药品空安瓿应当保留，凭空安瓿和主治医师以上人员开具的红色处方领取补充。

（6）护士离开治疗室或药疗室等存放药品的房间，且护士站无人时应做到随手锁门。

10. 护士职业暴露防护制度

（1）医务人员发生职业暴露（在院内从事规范的诊断、治疗、护理、检验等工作过程中，意外受到病原体或含有病原体的污染物的沾染、损伤，或意外吸入等）后应当按报告程序及时上报。

（2）进入隔离病房、感染性疾病病房、高危病房工作时，均需戴口罩或酌情穿隔离衣、鞋套；为特殊传染患者做治疗护理之前，接触患者血液、体液和污染的物品时应当戴手套，进行气管插管、吸痰、尸体料理时，在上述防护基础上，应当使用普通面罩或正压呼吸面罩、防水防护服或防水围裙及防水靴等。

（3）接触、转运疑似或临床诊断为传染患者（SARS、禽流感等传染病）的护士应当穿防护服、防护鞋，戴防护镜和高效过滤口罩。

（4）在进行侵袭性（有创性）护理操作时，严格按操作规程进行操作，使用后的锐器必须直接放入锐器盒内；禁止用手直接接触使用后医疗锐器。

（5）体温计破碎后，应当按要求正确处置，防止汞污染。

（6）配制化疗药必须在生物安全柜内进行；配制化疗药物时应当穿长袖防护服，戴口罩、帽子、双层手套、护目镜，穿鞋套等。

（7）化疗所用物品或被化疗药物污染的物品，放入专用污物袋中扎紧袋口，注明"细胞毒性废物"，按医疗废物处理要求进行无害化处理。

（8）接触化疗药物人员应当定期查体，发现异常视情调离岗位进行观察；化疗药物配制护士应当定期轮岗；孕期和哺乳期护士应当暂时脱离接触化疗药物环境。

（三）护理质控方法

1.实施护理三级质控

一级质控：在病区护士长领导下成立一级护理质控组，每月对本病区各项护理质量进行自查。

二级质控：在总护士长领导下成立二级护理质控组，制定检查内容和标准，每月对片区内所属病区各项护理质量进行检查。

三级质控：在护理部主任领导下，成立院级护理质量专项检查组，分别负责检查责任制整体护理、病区管理和特殊护理单元管理，每周进行常规质量检查。

2.其他形式的督导检查　除三级质控机制外，质控检查还有日常重点时段及常见问题的督导，如护理部机关每日对科室护理工作的抽查督导，每日值班护士长对重点时段护理质量的检查督导，总护士长的检查督导等。

3.各级质量监控的重点

（1）护理部每日组织对病区进行护理巡查，了解疑难、危重、大手术患者的护理情况，征求患者及家属对护理工作的意见，进行科间协调和临时调配工作。

（2）总护士长负责进行本片区的护理工作巡查，了解疑难、危重、大手术患者的护理情况，解决疑难问题，进行护理人力资源的调配。

（3）值班护士长进行重点时段护理巡查，了解病区危重患者病情、抢救情况，对护士进行工作指导，检查病区管理情况、值班护士岗位职责落实情况。

三、质量持续改进措施

（一）分层次的质量分析与改进

1.科室　每月汇总分析各级检查中发现的问题，组织科室护士进行讨论分析，制订整改措施，组织整改，并将措施上报片区。

2.片区　每月对检查发现的问题组织片区护理质量分析改进委员会进行分析，提出改进意见，在护士长会上反馈，并对问题进行改进追踪，将本月质量分析内容及改进措施上报护理部。

3.护理部　院级检查组每月针对存在的主要问题或普遍性问题进行分析，召开质量分析会，结合病区上报的不良事件及其他质量问题，提出改进建议，对质控检查中发现的共性问题或疑点、模糊问题，护理部统一标准，同时以质控关注点的形式下发。安排每日查房护士长、机关人员对存在的问题进行追踪检查，了解改进措施落实情况和改进效果。

（二）检查结果与目标考评挂钩

片区对各病区的检查结果要与片区对科室目标考评相结合；每月护理部检查、护士长和机关巡查结果由护理部负责汇总反馈，缺陷项目与科室目标考评挂钩，同时对在全院护理工作中表现突出的科室给予奖励，通过加大目标考评的奖惩力度，促进护理质量的不断改进。

（三）定期召开质量控制相关会议

每半年召开一次全院护理质量分析讲评会，对全院护理质量问题进行分类、排序，并进行分析、总结、讲评；同时定期召开质量管理委员会会议，讨论分析全院护理质量管理中存在的问题，制订改进措施或形成标准下发执行。

（四）加强护理不良事件管理

1.**不良事件分类**　不良事件分为Ⅰ～Ⅳ个等级。①Ⅰ级事件（警告事件）：是指非预期的死亡和非疾病自然进展过程中造成患者永久性功能丧失；②Ⅱ级事件（不良后果事件）：是指在疾病医疗过程中因诊疗活动而非疾病本身造成的患者机体与功能损害；③Ⅲ级事件（未造成后果事件）：是指虽然发生了错误事实，但未给患者机体与功能造成任何损害，或有轻微后果而不需任何处理可完全康复；④Ⅳ级事件（隐患事件）：是指由于及时发现错误，但未形成事实。其中Ⅰ级、Ⅱ级事件，属于强制性上报事件；Ⅲ级、Ⅳ级，属于鼓励上报事件。

2.**不良事件网络管理**　科室有开放端口，个人有用户名及密码，登录后需填报事件发生日期、报告日期、报告人的类别、科室及联系电话、不良事件类别、患者信息、事件发生的情况、事件发生后处理与分析、相关在场人员、存在的隐患及可能造成的后果等。护理部专人负责不良事件的日常管理，对发生的护理不良事件进行处理，要求3日内处理完毕，写出具体处理意见及追踪事件结果。

3.**不良事件处理流程**　发生不良事件时，按照先救治、再报告的原则，立即采取有效措施，防止损坏扩大，同时应当遵循早发现、早报告的原则，立即向所在科室负责人和上级管理部门报告。在发生或发现Ⅰ、Ⅱ级事件时，应当立即处置，最大能力的降低患者损伤，在当日（24小时）内，尽快电话通知负责单位，登录不良事件报告系统，完成网络直报。发生或发现Ⅲ、Ⅳ级事件时，应当及时终止事件发生，尽快通知负责单位，在5个工作日内，登录不良事件报告系统，完成网络直报。

4.**不良事件报告奖惩机制**　主动报告不良事件的当事人，视事件的情况和严重程度给予一定的免责处罚。主动报告不良事件的个人，视报告的先后顺序、事件是否能促进质量显著改进等，依据医院有关规定给予奖励。因当事人或科室在不良事件发生后未及时上报，导致事件进一步发展的，即使未对患者造成人身损害，但造成一定痛苦，延长治疗时间，增加了不必要经济负担的，依据医院有关规定，给予当事人或科室（部门）处罚。已构成医疗事故和差错的不良事件，依据医院医疗事故和差错处罚规定办理。

第六节　身心并护支持系统

建立护理支持保障系统是一种高效低耗的管理方法。以患者为中心，树立"为临床一线服务就是为患者服务"的理念，建立护理支持保障系统；一是建立一支专业化外勤队伍；二是有效规范行业管理；三是加强与医护工作密切相关的服务保障工作。选聘专职人员承担科室外勤工作，落实标准化规范化管理，为提高病区护理质量提供保障。通过合理配置人员，以最少的人力投入，实现为全院提供下收下送、配送、维护等服务，使护士从一些繁杂的非直接的护理工作中解脱出来，有更多的时间接触患者、了解患者、熟悉患者，为他们提供更优质的护理服务。真正做到"把时间还给护士，把护士还给患者"，形成保障部门围着临床转，医护围着患者转的服务模式。

一、管理模式

根据医院组织管理结构，按照行政部门、业务管理划分区域，分设3个部门、8个服务保障中心，分别是医工中心、信息中心、药品供应中心、被服供应中心、维修队、配送中心、配液中心、消毒供应中心，负责全院下收下送、日常维护、科室外勤等工作。护理支持系统组织管理结构，见图2-6。

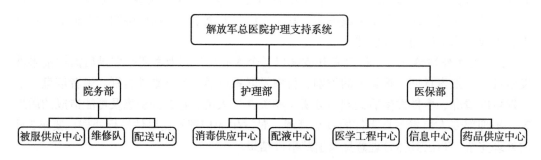

图2-6　医院护理支持系统组织管理结构

按照医院床位编制，根据下收下送工作量，核定岗位人员编制。根据医院规模，科室分布情况，人员可适当调整。这种模式优点是各部门业务垂直管理，分工明确，利于临床科室与业务部门之间沟通联系。

二、质量管理

建立精干、高效、顺畅的组织机构，明确各类人员职责、权限和相互关系，建立快捷、高效的组织体系，以利于各项业务过程的有效实施。制订规章制度、服务规范、工作流程和工作标准，实施岗位绩效考核。统一着装、佩戴专门特制胸牌，开展优质服务，接受监督。每月进行质量监控，对文件传递的正确性、标本及物品送达的及时性、患者护送的安全性等方面定期点评。每季度召开临床科室护士长座谈会，收集临床科室的反馈意见，纠正工作中的偏差等。每月根据工作质量及患者满意度情况考核个人绩效。将员工的工作表现、业绩与奖金挂钩，营造团结协作的氛围，达到提高工作质量的目的。

三、培训管理

护理支持保障系统人员实行统一招聘管理。符合医院招聘人员基本条件，高中毕业，身体健康，经过岗前培训，考核合格后上岗。主要培训内容有规章制度、服务规范、文明用语，重点加强责任意识培养，提高员工素质，倡导以人为本的服务理念和团队精神。组织相关的专业知识和操作规程培训，每年考核1次。配送组重点培训转移搬运患者方法、运送标本的注意事项，保证标本传递质量等，陪检组培训与患者沟通的技巧、与临床科室的协调、患者观察、安全护送患者等。特殊岗位如维修等技术工种，需持证上岗。

四、服务规范

1.**主动热情**　接到任务，主动热情与科室联系，详细询问科室服务需求及具体时间、地点、物品数量。

2.**自我介绍**　新到科室或护送患者时，做好自我介绍。

3.**礼貌用语**　要使用礼貌用语称呼，入病房前轻声敲门。

4.**通讯畅通**　电话、对讲机保持畅通，及时回复呼叫信息。

5.**动态巡查**　配送组、检修组定时动态巡查，及时处理紧急任务。

6.**协助诊疗**　护送患者检查时，应协助患者完成检查。

7.**个性服务**　根据患者、科室特殊情况，提供个性化服务。

8.**服务上门**　按时下收下送，服务临床一线。

9.**方便服务**　满足临床需要，合理安排人力、工作流程。

10.**防止差错**　做好登记，认真核对签字。

五、工作职责与内容

1.**医工中心**　配置若干名下送人员，设组长1名，组员多名。主要负责提取各科室每周医疗器材、耗材需求申请单，登记统一各科室每周医疗器材、耗材品种、规格和数量，备齐各科室申请医疗器材、耗材物资，负责全院医疗器材、耗材下送、发放，回收有问题的医疗器材、耗材，负责收集科室使用意见和建议。

2.**药品供应中心**　建立药品配送系统，设多名员工负责下送。口服药使用自动摆药机摆药，由药师负责核对药物，并分装至下送车辆；下送员工按照分工，每天上午负责下送药品至各科室，病区护士负责再次核对无误后发放。常规液体每天下午送到病房，常规用药和临时用药每天上午、下午各送药1次，保证临床用药，避免长期以来由护理人员到中心药房对药、核领针剂药物，节约护理人员的时间。

3.**被服供应中心**　配置多名下送人员，设组长1名，组员若干名。主要负责病区被服更换，每天负责下收下送。科室每日提出申请，组长负责提取各科室每日清单，并备齐所需被服。组员按照分工，负责下送清洁被服。污衣物回收根据楼宇功能，采取下科当面回收和被服通道集中回收两种方式。病区保洁员将使用后的被服通过被服专用传送通道，直接将更换下来的被服传送至洗衣房。

4. 维修队　负责桌椅柜、水、电、空调等设施的维修维护等工作。物质供应组负责各种物质的下送下收和设施设备的移位等工作。医院成立应急保障指挥中心，建立一站式服务模式，一个号码、一个按键、一个呼叫，由总调度负责协调全院维修管理。病区遇有特殊问题时可随时电话通知后勤保障中心，检修组接到调度分配的任务随时赶到现场进行维修。后勤各班组定时到病区巡视及检修，发现问题及时处理，制止"跑、冒、滴、漏"现象的发生，保证水、电、中央空调的供给。

5. 消毒供应中心　为减少服务半径，住院病房按各楼宇分别设置供应中心，每个中心按需配置下送队，设组长1名。负责全院无菌物品下送、发放，回收使用后的器械及物品，负责收集科室使用意见和建议。科室每日上午登录《无菌物品请领系统》，申请一日所需无菌物品。根据科室申请，组长负责提取各科室每日无菌物品申请清单，登记统计各科室每日无菌物品品种、规格和数量，上午负责备货分装车辆。组员按照分工，上午集中下收可重复使用的器械及物品，并进行集中清洗、消毒、灭菌，下午集中下送无菌物品至各科室。

6. 配液中心　建立配液中心，液体集中配制。通过医疗信息系统提取医嘱，打印标签、药师审核、遵照医嘱摆药、配制液体、核对后成品包装。每天上午、下午将成品包装好的液体负责下送至科室，病区护士负责再次核对，准确无误后方可执行。

7. 配送中心　根据医院规模，配送中心集中管理，设组长兼调度员1人，由工作经验丰富的员工担任。各楼宇可配置陪检组，负责行动不便的患者治疗特殊检查等用平车或轮椅护送工作。标本收取组，负责各种标本的收取，标本容器的补充、科室外勤等工作。

配送中心办公室设在病区内，配有电话、呼叫、对讲机等设备，各病区配置平车、轮椅。制订工作职责，负责病区患者陪检、标本送检及病区内的外勤工作。实行24小时值班制，随叫随到。严格执行配送组的各项规章制度和操作规程，熟悉配送工作流程，发现问题及时排除。严格交接班制度，每次陪检患者、传送物品、标本等都逐一登记，并由交接医护人员签名确认。员工及时记录和处理各类配送工作，完成每项工作任务认真做好交接记录，便于核对或纠正调度员有误的记录，严防差错事故发生。

总调度负责接收电话，分配任务。各病区、急诊及医技科室通过电话与配送组联系。总调度根据人员分工及所在科室位置，及时调度分配人员到指定科室。调度员要完整记录接受的每项任务，包括执行时间、病区、内容、调度时间、执行任务的人员、完成时间及反馈。每周对工作质量进行检查，汇总个人工作量和工作总量，负责记录和效果评价。

陪检组接调度分配的任务后，到病区的护士站领取陪检单，与患者或家属核对腕带信息，核对姓名、治疗或特殊检查项目，根据患者情况选择转运工具，在医护人员的指导下用平车或轮椅转运患者。护送患者去各医技科室检查、治疗及科间会诊、转送，患者检查完毕后负责将患者送回病房，接送患者时与病房护理人员填写患者交接记录。

标本收取组按照人员分工，负责全院各病房各种检验标本的取送工作及科室外勤工作。每天上午8时到各临床病区收取标本，查看标本容器的需求量，酌情补充。上午10时和下午4时负责巡查各个病区，负责急查标本送检、办公用品的配送工作，完成科室和配送中心各项临时性工作任务。建立标本送取登记本，由科室负责保管、填写记录，记录包括日期、通知收取时间、患者的姓名、送检标本的检查项目，收取标本时与科室人员核对签名。也可使用电子传输系统，传输血液标本等，使用网络信息系统传输文件、检验报告等，可节省人力物力。

六、管理效能

1. 保证了护理工作的连续性　完善的支持系统，将护理人员从非专业性辅助工作解脱出来，大大提高了工作效率，增加了直接护理时间，真正把时间还给护士，把护士还给患者。确保了护理人员在超负荷运转的情况下，较好地完成各项护理工作。

2. 提高了运送工作的效率和准确性　由于运送工作分工明确，工作任务专业化，责任到人，没有拖拉推诿现象，减少了与科室、各部门之间的矛盾，有效地保证了运送工作的正常运作。

3. 减轻了护士长的工作压力　在运送服务中，护士长的角色由管理者转变为监督者、反馈者，可使护士长将更多精力放在提高护理质量、为患者服务上，提高了科室的整体护理水平。

4. 提高了护理服务的满意度　支持系统的建立和完善，切实保证了把时间还给护士，使护理人员有更多的时间与患者沟通，从事健康教育、专科护理及基础护理工作，大大提高了患者对护理工作的满意度。

5. 减少了护理人力成本　建立护理支持系统，将非护理工作交由非护理专业人员承担，降低了投入，减少了人力成本浪费。

第 3 章

身心并护工作模式

第一节　身心并护工作的组织形式

临床护理工作组织形式，是完成临床护理工作的基本保证。根据临床患者身心并护的需要，把合适的人力资源、工作程序、物资需求进行科学有效的组织安排，能够保证优质、高效地完成各项护理工作，取得更好的护理质量。

一、护士配置

护理人员的合理配置，是开展身心并护工作的前提和基础。目前许多医院仍按1978年原卫生部颁发的综合医院组织编制原则试行草案进行床护配置。但是随着护理服务内容和服务范围不断扩大，尤其是责任制整体护理工作的开展，临床一线护士不足的现象更加突出。按照"优质护理服务示范工程"要求，每个责任护士负责8名患者的护理工作，以此为基本人力保证，保证身心并护护理工作的落实。同时，护理部根据不同病种、不同人群、不同病区身心并护特点，科学评估护理工作量，按满足患者身心护理需要、结构合理、优化组合、经济效能、动态调整原则，协同人力资源管理部门合理设置其护理岗位数量及各层次护理人员，并根据实际工作情况进行动态调整。

二、工作组织形式

身心并护强调以患者为中心，重视患者的个性化和整体性护理，因此身心并护工作模式的开展必须建立在责任制排班的基础上，这样才能有利于身心并护各项工作的落实。

排班是对护理人力资源的重新分配，是完成护理工作和满足患者身心并护需求的基础。合理的排班应考虑病人的病情、治疗需求、基础护理工作量、心理评估和心理护理工作量，为此制订了身心并护排班原则，并对排班模式进行统一，各病区根据各自护理特点，采取适宜的排班方式，满足重点和特殊环节的护理需求。

责任制排班分为个人责任制和小组责任制两种形式，都是月排班制，即责任护士要连续固定至少4周，即4周内不参加夜班循环，保证患者在他的住院周期内有相对固定的责任护士，并且该责任护士分管患者日间所有的治疗、护理、病情观察、健康教育、心理护理等。对于护士自身而言，月排班可以更好地安排自己的业余生活；而且护士也可以根据自己的个人情况选班，也更富有人性化，提高护士对工作的满意度。

（一）个人责任制

[方法一] 根据患者总数配置责任护士，以病区床位38张为例说明。日间安排5名责任护士，每个责任护士分管患者≤8个；5名责任护士分主责一、主责二两类，主责一设2～3人，工作时间8：00～17：30（连班制，含午间半小时进餐时间），负责危重患者、一级护理患者；主责二设2人，工作时间8：00～12：00，14：00～17：30，负责二级护理或病情平稳的患者。早上每个责任护士分别与大夜班交接班，下午分别与小夜班交接班；中午因主责一在11：00～12：00轮流吃饭，主责二12：00～14：00休息时间短暂，因此除特殊情况外不需要进行床旁交接。这样，责任护士一对一的与夜班进行交接，再加上大小夜的交接班，一天只需有3次交接班，不仅节省时间，而且交接清楚、全面，避免由于交接不清而引发问题。主责一因上连班一天工作9小时，每天欠休1小时，累计多工作8小时，补休1天。由于实施月班制，每个责任护士在责任班期间都不参加夜班循环，护士可以利用业余时间参加各种培训、提升自我。其他班次：小夜班17：30～1：00、大夜班1：00～8：00，主管班8：00～12：00，14：00～17：30，保障班8：00～12：00，14：00～17：30，辅助班6：00～10：00，17：30～21：30。

[方法二] 实行A、P、N班次责护辅助班。将38位患者分包给每天当班的责任护士。A班6：00～14：00，为责任班，按1∶8安排人力，负责晨间护理及上午、中午护理工作；P班14：00～22：00，为辅助班，负责下午及晚间护理工作；N班22：00～6：00，负责夜间护理工作。

（二）小组责任制

仍以病区床位38张为例，设立2个责任小组，分别分管患者16人及22人。两组分别由组长1人及责任护士1～2人组成，各组1人的工作时间8：00～17：30（连班制，含午间半小时进餐时间），负责危重患者、一级护理患者，并负责指导组员工作；其余人员工作时间8：00～12：00，14：00～17：30。责任组长安排月班制，在责任班期间不参加夜班循环，其余同个人责任制。

（三）实施责任制排班的意义

责任制排班是实施身心并护的前提条件，实施责任制排班具有重要的意义。固定责任护士分管患者，利于责任护士深入临床，与患者接触交流，时刻掌握病情变化、了解患者需求，工作主观能动性增加，利于增进护患关系。对于患者而言，患者知道自己的责任护士是谁，有问题可直接找责任护士解决，提高了服务满意度。对于护士而言，利于护士全面、全程了解患者的各项治疗、医师诊疗方案，为患者提供持续、高质量的护理服务，真正体现身心并护。另外，实施月排班制更利于护士安排自己的业余生活，也充分体现了对护士的人性化管理。对于医师而言，能为医师提供全面的病情资料、反映患者需求，做好医师和患者之间的纽带，提高科室整体服务效率。对于护理管理者而言，减少交接环节，防止交接失误造成的护理缺陷，保证护理安全，同时可实现护理人员的分层次使用，如高年资护士担任责任组长，低年资护士做组员负责病情较稳定患者护理。

（四）有关责任制排班的其他配套措施

1.执行本　不再按治疗项目分别准备输液本、治疗本、护理本，而是按责任组分类，每个责任组设立1个执行本，每个责任组分管患者的所有输液、注射、口服、小治疗，按床号顺序摆放，一个患者打印一份执行单；或按输液、注射、口服、小治疗类别排序（中间用有带标识的塑料垫板隔开）。责任护士执行任何治疗时，只拿本组的执行本即可，能够及时全面掌握一个患者的输液、注射、口服、小治疗情况。

2.护理记录夹　每个责任组配备护理记录夹，用作存放分管患者的护理记录，便于交接班。同时首页放置"责任护士交班表"，责任护士轮休时，把本组患者需要进一步关注的地方记录下来，提醒下一班注意，接班者翻开护理记录夹即可看到。既锻炼了责任护士预见性护理的能力，又体现了责任护士的24小时负责制。

三、各班次工作职责、流程及标准

（一）责任班工作职责、流程及标准

1.责任班工作职责

（1）负责接待新入院患者，及时进行入院介绍，协助进行卫生整顿，全面收集心理、生理、社会资料，完成护理评估。

（2）严格查对、认真执行医嘱，按规操作，完成治疗护理。

（3）对患者进行饮食指导，依据患者情况协助患者进餐，了解患者饮食情况。

（4）负责对患者进行有针对性的健康教育及康复指导，解答患者的健康咨询。

（5）负责患者的心理评估，做好护患沟通、护医沟通，及时进行心理疏导与干预。

（6）负责对所分管患者进行护理再评估、病情观察，掌握患者的病情、治疗、检查、化验结果及心理特点，及时满足患者护理需求，准确书写护理记录。

（7）参加急危重症患者的抢救及护理，承担分管危重患者护理计划的制订及实施。

（8）协助并参与病区管理，维持正常诊疗秩序，为患者提供良好的休养环境。

（9）负责转科、出院患者的出院指导，检查房间物品、设施完好情况，落实终末消毒。

2.责任班工作流程　结合责任班工作职责，合理安排本班次时间内的工作项目，在保证工作完成效率的同时确保工作质量。具体工作流程，见表3-1。

表3-1　责任班工作流程

时间	工作内容
7：45	清点物品，与保障班共同清点麻醉精神类药品，一人接一把钥匙
7：50	了解本组危重患者情况
8：00	参加交班，床头交接患者（包括病情、皮肤、医嘱执行情况等），听取患者主诉，掌握患者饮食、睡眠情况、了解需求

续表

时间	工作内容
8:30	评估危重患者的病情并记录生命体征,书写护理记录;参加主管医师查房,与主管医师沟通患者的病情、反映患者的需求
9:00	完成所分管患者相应时间段的输液、注射等各项治疗,讲解各项操作的目的意义、注意事项 执行本组的临时医嘱,测早餐后血糖 指导患者功能锻炼、进行健康宣教、心理疏导等 根据医嘱为次日手术的患者做术前准备及宣教
10:00	4次/日测体温、血压,巡视病房,观察病情,了解需求;书写护理记录 按分级护理要求进行生活护理,协助洗头、剃须、剪指(趾)甲,做会阴冲洗、尿管护理,更换氧气湿化瓶、擦胶布痕迹等,发口服药,完成出入院患者宣教及各项评估,落实各项风险防范措施
11:00	测血糖、注射餐前胰岛素 餐前洗手,协助开饭,了解患者饮食情况 按等级巡视病房,观察病情,了解需求,书写护理记录 轮流进餐,特殊事宜做好组间交接
12:00	查对医嘱 查看特殊、异常检查结果,了解患者的治疗情况或效果
13:00	接手术患者,处理手术医嘱 按等级巡视病房,观察病情,了解需求,书写护理记录
14:00	测体温、录入PDA并上传 掌握分管患者体温、排便情况
14:30	进行午间护理
15:00	完成下午的各项治疗,讲解各项操作的目的意义、注意事项 按等级巡视病房,观察危重、手术患者病情,了解患者需求,继续给予健康指导(包括心理疏导) 完成每日重点工作
16:00	发口服药,书写护理记录(危重患者评估出入量情况) 与责任组长、护士长查房
17:00	测血糖、注射餐前胰岛素、餐前洗手,协助开饭 倾倒引流液,小结出入量 打印交班护理记录
17:30	与小夜班交接班,并交代注意事项(写各组交班表)

3.责任护士每日重点工作

［周一］ 全科患者护理安全评估,特级、一级护理患者床上擦浴、更换衣服,全体患者更换床单位、趾/指甲护理。

［周二］ 洗头,协助卧床患者处理大便。

［周三］ 特级、一级护理患者床上擦浴、剃胡须、趾/指甲护理。

［周四］ 特级、一级护理患者床上擦浴、更换衣服、更换床单位,整理患者床头柜及衣柜。

［周五］ 二、三级护理患者更换衣服、趾/指甲护理，协助卧床患者处理大便，周末安全教育。

4.责任班工作标准

（1）仪表、行为规范，符合要求，微笑、主动热情服务，沟通良好。

（2）认真执行各项规章制度，按工作程序完成各项护理工作，达到质量标准。

（3）准确、及时执行各项治疗，掌握本组患者的治疗效果、诊疗方案、特殊及异常检查结果、心理特点，掌握危重患者七知道（包括床号、姓名、诊断、治疗、饮食、护理及病情）。

（4）按等级护理巡视病房，根据患者自理能力，提供相适应的基础护理，保证患者清洁、舒适；掌握本组患者的病情变化，做到及时发现、及时处理。

（5）患者病情、治疗护理、液体交接清楚，护理记录及时、准确、完整。

（6）健康教育指导按要求完成，做到连续评估及记录。

（7）按要求做好病区管理。

（8）按要求完成每日工作重点。

5.考核指标

（1）首次评估记录本班次内完成。

（2）风险评估按等级及时评估，班班交接。

（3）巡视一级护理患者≥1次/小时，二级护理患者≥1次/2小时，三级护理患者≥1次/3小时。

（4）护理记录合格率100%。

（5）医嘱执行正确率100%。

（二）主管班工作职责、流程及标准

1.主管班工作职责

（1）负责接待新入院患者，核对信息，通知责任护士及其他相关人员，办理入院病历登记。

（2）负责提取、查对、处理医嘱，督导责任护士正确执行。

（3）负责督促检查各班工作完成情况。

（4）负责安排协调患者各项检查、术前准备、组织交班。

（5）负责出院患者手续办理，整理病历，检查计价，通知结账，出院病历的检查、归档。

（6）负责计价并通知结账处及时结账。

（7）负责协助护士长进行病区管理，管理床位和物品，按规定保管急救物品和麻醉、精神类药品，协调检查，督促交接班。

（8）负责整理办公区卫生，请领接收物品，联系相关部门。

2.主管班工作流程　根据主管班的工作职责拟定的主要工作流程，见表3-2。

表3-2 主管班工作流程

时间	工作内容
7：50	更新"医患一览表"的流动统计、值班员信息 查对夜班医嘱，检查前日长期、临时医嘱处理是否正确，签字是否齐全，擦掉铅笔标记，保持页面整洁
8：00	参加交接班，并床旁交接患者
8：15	打印检查单，并到床旁发放给患者
8：30	处理长期、临时医嘱 安排新入院患者床位，通知所分管的责任护士
10：00	通知中心药房摆药 整理出院病历 更改倒床信息，并与责任组长核对药品；打印当日新开长期下午或晚夜间输液液体、注射及临时液体、注射标签，并摆放于治疗室
11：00	与护士长（周六、日与高年资责任班护士）核对长期、临时及临检医嘱
11：50	查询并打印下午检查预约单，并发放给患者
12：00	交班
14：00	查看上传的体温记录单（全病区），检查体温、脉搏上传情况，有无漏测，标记次日体温本频次 检查有无3天未排便患者，提示责任护士 次日手术患者PDA上录入"手术"，打印次日手术预约查询单
15：00	查对中午班医嘱 处理长期、临时及临检医嘱
16：00	按分组情况打印床头输液卡（次日备用） 发放尿、便标本容器并告之患者留取方法及放置地点
16：30	与保障班查对中午及下午长期、临时及临检医嘱
17：00	打印次日检查单，特殊检查提前告之患者、家属及各责任班 更新"医患一览表"的流动统计 提医嘱，检查有无未完成医嘱 写交班报告 检查当日工作完成情况（包括临时医嘱签字执行情况）
17：30	与小夜班交代床位情况及特殊事宜，下班

3.主管班每日重点工作

[周一] 彻底整理办公室卫生，补充查体栏内物品，请领表格。

[周二] 检查护理记录单、体温单满页打印情况。

[周三] 补充表格及办公用品。

[周四] 大查对医嘱。

[周五] 擦拭病历车和病历夹。

4.主管班工作标准

（1）仪表、行为规范，微笑、主动热情服务，礼貌接待各类人员。

（2）认真执行各项规章制度，按工作程序完成各项工作任务，达到质量标准。

（3）医嘱处理准确、及时，督促各班执行。

（4）沟通良好，协调与医师及其他科室的工作。

（5）病区安静、有序，合理安排床位。

（6）床头卡、一览表填写齐全、清楚，分级护理标识正确，流动统计人数更改及时。

（7）入院、出院、转出处理正确、及时。

（8）护士站卫生清洁、整齐，物品放置规范，各类表格齐全。

（9）检查预约单及时打印，宣教告知准确。

（10）按要求完成每日工作重点。

5.考核指标

（1）腕带佩戴正确率100%，信息符合率100%。

（2）医嘱审核处理正确率100%。

（三）保障班工作职责、流程及标准

1.保障班工作职责

（1）协助责任护士完成各项治疗前准备工作，接收各类药品和液体。

（2）负责与主管班查对当日医嘱。

（3）负责外用药品、一次性物品及耗材请领和管理工作。

（4）负责清点、管理急救车，保证急救药品、物品合格。

（5）负责治疗室、处置室卫生（包括冰箱、急救车），各类物品、药品按规定放置，并保证在有效期内。

（6）按规定完成重点工作。

（7）负责与药局及其他保障部门沟通协调。

2.保障班工作流程　根据保障班的工作职责拟定的主要工作流程，见表3-3。

表3-3　保障班工作流程

时间	工作内容
8：00	清点物品，与主管班共同清点麻醉精神类药品，一人接一把钥匙 整理三室（治疗室、药疗室、处置室）卫生
8：30	检查各类药品有无过期、清点基数药品数量 按要求检查、清点急救车 与药局下送人员查对、接收第一批静脉液体
9：00	请领被服 检查物品有无过期或破损
9：30	完成每日重点工作 与药局下送人员查对、接收第2批静脉液体
10：00	查看新开医嘱情况 根据医嘱，摆放临时输液药物、注射针剂及口服药，并与责任班核对

续表

时间	工作内容
11：00	领口服药、处方药、外用液体
12：00	下班
14：30	与药局下送人员查对、接收第3批静脉液体
15：00	网上预约液体、消毒物品及一次性物品
16：00	协助责任班更换液体 补充液体柜内的液体
16：30	与主管班核对中午及下午长期及临时医嘱 取药
17：00	给停医嘱患者退药 整理三室卫生，补充治疗车、治疗盘物品
17：30	与小夜班交接医嘱相关药品请领情况，下班

3.保障班每日重点工作

［周一］　整理、检查、补充各种治疗盘、护理盘、药疗室及检查室内的药品及物品。

［周二］　彻底清点检查急救车，擦拭急救车内外卫生。检查整理冰箱，进行除霜。

［周三］　彻底清洁治疗室、检查室、换药室、处置室，消毒自备氧气雾化装置。

［周四］　清洁各种医疗仪器（心电监护仪等）、治疗车、发药车、注射车。

［周五］　清洁浸泡体温计容器，清洗输液框，消毒大小便器及量杯。

4.保障班工作标准

（1）服务态度好、仪表端庄、规范。

（2）认真执行各项规章制度，按工作程序完成各项护理工作，达到质量标准。

（3）落实三查七对、二人查对，无菌观念强。

（4）治疗室、处置室清洁；物品放置规范，消毒液符合要求；无菌物品无过期、破损，药品标签清晰，药品无变质、失效、无积压或缺少，基数准确，各药品、物品分类放置。

（5）冰箱管理合格。

（6）急救车整洁，管理合格；物品放置规范；药品、无菌物品在有效期内，数量符合要求，抢救后及时补充。

（7）各类药品、液体领取及时，查对准确；换药计费准确；及时退药，避免浪费。

（8）按规定完成重点工作。

5.考核指标

（1）检查急救车一次性锁，1次/班。

（2）急救车管理合格率100%。

第二节　身心并护的心理护理

一、心理护理与身心并护的关系

以现代护理理念衡量，没有心理护理的护理服务很难帮助患者达成良好身心状态。心理护理与整体护理息息相关，主要可以概括为以下几个方面。

（一）心理护理是身心并护的核心成分

随着人类身心健康问题日渐严重，"健康包含生理健康与心理健康"的理念已深入人心，护理对象无一例外地对提升健康水平、提高生活质量寄予较高期望。个体的心理状态对其健康水平具有直接和决定性的影响，这也确立了心理护理在整体护理中的核心地位。在"以患者为中心""以疾病为中心"两种截然不同的护理模式中，心理护理的地位与作用也大相径庭，在前者中不可或缺，在后者中可有可无，两者的比较见表3-4。

表3-4　身心并护护理模式与以疾病为中心护理模式的比较

比较内容	身心并护护理模式	以疾病为中心的护理模式
工作轴心	身心整体护理	躯体护理
工作目标	促进健康	完成任务
工作态度	主动、积极、有序	被动、机械、忙乱
工作结果	患者及多方满意	完成工作任务
医护关系	协调、合作好	主动合作少
护患关系	彼此融洽、相互尊重	尊重少、谅解少
心理护理	贯穿护理全过程	可做可不做

（二）心理护理在身心并护中具有独特功能

心理护理致力于患者心理问题的评估和干预，调控患者的不良情绪状态；倡导以良好的护患关系，为患者身心营造适宜的人际氛围等。但心理护理必须与其他护理方法紧密相系、共存于整体护理模式，才能更充分展现其促进人们身心健康的独特功能。心理护理与其他护理方法有机结合，既可促进彼此相得益彰，还可凸显心理护理的特殊功能和优势效用。

（三）心理护理贯穿身心并护始终

心理护理是连续、动态的过程，必须紧密跟踪患者身心的动态变化，分析评估其心理失衡的主要原因，及时调整和优选实施对策，以更有效地发挥其对患者身心的积极影响。此外，并非仅疾病缠身的患者有心理重负，病愈出院后的患者仍可陷于心理困扰。如"呼吸机依赖综合征"，即为患者的躯体、心理未同步康复的典型实例，呼吸机撤除前后，患者可因心理因素致呼吸中断甚至危及生命。贯穿整体护理全程的心理护理，既要掌握患者心理活动的基本规律，又要为备受躯体病痛折磨的患者减轻心理压力，还要为深陷心理困扰的患者化解后顾之忧。

二、心理护理与其他护理方法的联系及区别

（一）联系

心理护理与其他护理方法有相同的实施对象——患者和（或）健康人群。心理护理作为具体的护理方法，首先是"护理方法"的基本组成，与其他护理方法（如高热降温时采用的物理学、临床药学等方法）共存于整体护理的新型模式中。

心理护理与其他护理方法紧密联系，才能更充分体现其独特功能；更深入地依存、渗透、融会贯通于护理全过程，才能突显其影响患者心态的良好效用。实施临床心理护理，既可与其他护理操作同步进行，也可独立展开。

（二）区别

区别心理护理与其他护理，可确保心理护理实施有原理可依据、有规律可遵循。心理护理与其他护理内容的主要区别在于二者依据的原理不同、使用的工具不同、行使的职能不同，心理护理与其他护理内容的比较见表3-5。

表3-5　心理护理与其他护理内容的比较

项目	内容
心理护理	• 关注与"增进和保持健康"相关的心理问题
	• 强调社会环境与个体健康的交互作用
	• 激发个体潜力，以心理调节等方式实现健康目标
	• 评估患者认知、情绪、意志状态
	• 运用心理学的理论、技能、方法解决患者问题
其他护理方法	• 以"增进和保持健康"为中心
	• 重视物理环境对个体健康的影响
	• 借助客观途径，实现健康目标
	• 评估患者生理、安全、环境情况
	• 运用临床专业知识技能和实践经验解决患者问题

三、心理护理实施方法

以患者就医过程为中心，结合护理程序，总结归纳并制定了各专科临床护理路径，以入院接诊—住院—出院为时间轴线，将身心并护贯彻落实到患者就医的每个环节。心

理护理的实施方法，也可称为心理护理的基本程序，是个连续、动态的过程，需因人而异，灵活运用。我们以"护理程序"为基础，结合心理护理的特点，制定了"心理护理的基本程序"，主要包括4个环节：即建立良好的护患关系、评估患者心理状态、实施干预、效果评价。而这4个环节又可以细分为以下8个步骤，即建立良好的护患关系、全方位采集心理信息、客观量化的心理评估、确定患者基本心态和存在问题、分析主要原因和影响因素、选择适宜对策、评估干预效果、确定新的方案。临床心理护理的操作流程主要由评估和干预组成，并动态、交替地呈现，具体见图3-1。下面将结合我院的具体临床实践，对心理护理这4个环节的实施方法进行阐述。

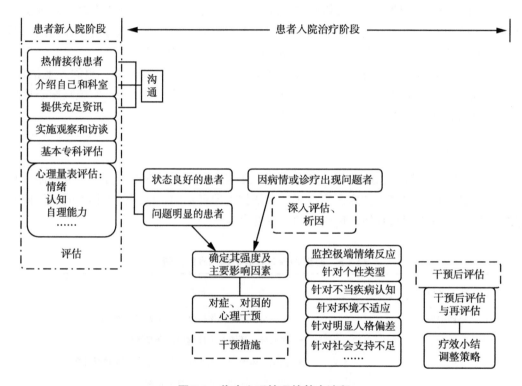

图3-1　临床心理护理的基本流程

（一）建立良好的护患关系

入院接诊环节是建立良好护患关系的关键。入院接诊时，护士应具有良好的仪容仪表、大方得体的行为举止，面带微笑，同时，需要掌握一定的沟通技巧，主动与患者建立融洽、友好的护患关系。对病区环境、设施使用方法、规章制度、基础护理服务项目、科室医护人员等进行详尽的介绍，初步获得患者的信任。在患者更衣和休息时，护士应帮患者拉上隔帘，并离开病房，尊重保护患者隐私。

（二）评估患者精神-心理状态

要准确把握患者的心理状态和存在问题，需要全面采集能反映患者心理状态的各种信息，这些信息不仅仅包括患者的心理、情绪，还包括患者的家庭支持系统、社会支持系统，当然照护者及家属的心理状态评估也是护理人员需要采集的重要信息。下面将对采集信息时涉及的方法和技巧进行介绍。

1. 有效沟通

（1）用词恰当：护士的语言艺术体现在能给患者传达疾病信息，能使患者得到心理上的慰藉，对患者的康复起到积极的作用，又能让患者觉得被尊重，保持轻松愉快的心境。因此，在与患者沟通时，要使用通俗易懂的词语，避免使用医学术语。如遇到咳嗽无力的患者，不能和她说："您是不是觉得清理呼吸道无效呢？"换一种口语化的问法："您咳嗽的时候是不是觉得使不上力气。"这样患者更能理解。

在有关患者诊断、治疗及预后的问题，语言一定要严谨正确，注重传达信息的准确性和知识性。而在日常的沟通交流中，要注意礼貌文明用语，尊重患者，并在恰当的时机用适当的方式肯定和鼓励患者，使患者对治疗、护理建立信心，转移患者的不良情绪。

我院制定了护理人员常用语言行为规范，对护士接诊、治疗、沟通交流等常用语言行为进行了标准化、规范化，并将其纳入到了新护士入职培训及全院护士规范化培训的内容中。

（2）注意倾听：在与患者交流初期，听往往比说更重要，认真的倾听能充分表现护士对患者的尊重和关注；同时让患者表达倾诉，也可以在一定程度上缓解其心理压力。

①倾听过程中要耐心、专心，不要轻易打断患者的谈话；不但要关注患者倾诉的内容，还要关注他们的姿势、表情、声音，关注他们倾诉的方式。

②在倾听时要应用"共情"，学会从患者的角度去理解、体会。

③倾听过程，护士要注意自己的肢体语言和行为，要始终与患者的视线保持接触，适时地给予患者回应，如点头，使用"嗯""哦""是的"等简短的词语来回应，以向患者传达全神贯注聆听的信息。

④运用"反馈"的技巧，反馈要求护士对患者倾诉内容做一定反馈，而不是加以评论或提问。其要点是护士将所理解的内容的准确性与患者进行核对，这样能让患者觉得自己被尊重、被倾听。

⑤需要注意的是，护士在访谈过程中，不仅要关注患者，同时也要关注自己，要关注自己的价值、标准和认知对访谈过程的影响，不断调整自己的思维和交谈方式，与交流过程相融合，不要将自己的观点和经验强加于人，应给患者营造安全、自在的感觉，让患者倾诉自己的想法和情感，而不是让患者接受批评或纠正错误的评价。

（3）提问方法：提问分为开放式提问和封闭式提问。

①开放式提问的问句通常使用："什么""为什么""怎么样"等疑问词。使用开放式提问，能够帮助护士收集到更多的资料，需要较长的访谈时间。封闭式提问的问句通常使用："是不是""有没有""对不对"等疑问词。这类提问患者的回答通常为简单的"是"或"否"，护士无法了解更多信息。可用于重点信息的提问，缩小讨论范围。但访谈中若过多使用封闭式提问，会使患者陷入被动回答，会抑制患者表达的积极性。

②访谈时，应将开放式提问和封闭式提问相结合使用。

③问题应避免过长，内容避免过多。如"你觉得哪里不舒服？对日常生活有没有影

响？大概从什么时候开始的？"提问内容过多，患者在回答时可能只会回答其中的一部分，而忽视其他的问题。

（4）适当沉默：在和患者沟通时，适时地运用沉默，能够给双方思考及组织语言的空间。在患者情绪反应强烈时（如哭泣），护士不知道如何缓解安慰患者，此时保持沉默就显得很重要。同时，沟通过程中，患者也会出现沉默，患者出现沉默可能有以下几个原因。第一，患者正在积极地配合这次沟通，处于努力地思考中，这时，护士应该给患者时间，不宜打断患者的思维。第二，患者由于性格内向，少言寡语，此时则需要护士给予鼓励和引导，不可急躁、不耐烦。第三，患者不配合沟通，拒绝透露信息，而选择沉默。此时，护士要及时识别，寻找原因。若原因在于护士的疏忽，则应主动道歉；若在于患者，则应主动发起话题，态度友好、耐心地鼓励患者参与沟通；若患者处于悲伤中，则护士可以静坐陪伴在一旁，并给予安慰的轻轻抚触或拥抱，有时，安抚的动作比语言更重要。

（5）把控沟通方向：在临床工作中，会遇到一些患者，他们希望和护士的交流过程由自己来掌控，护士在和这类患者沟通时，会产生一种被牵着走的感觉，这对收集患者信息是很不利的。对于这种情况，在开始交谈时，护士应该让沟通交流尽量简单、人性化，将重点放在倾听上，以开放的态度逐渐减少患者的防御心态，使访谈交流逐渐过渡到由护士主导。

（6）非语言沟通：沟通过程中，交谈双方都会做出各种表情、动作，说话的语调、语速也会发生变化，这些非语言的沟通信息都影响着访谈过程，因此，应重视非语言沟通的作用。

①护士的仪容仪表是患者入院之后的第一印象，因此，我院在新护士入职岗前培训中，安排了护士礼仪培训，对护士仪容仪表、着装、行为举止的要求进行了统一的规范化培训。护士要保持着装整洁、仪表端庄、面带微笑、举止优雅，让患者产生安全感和信任感。

②交流过程中，除了对患者倾诉内容予以关注外，还应观察患者的表情、动作、姿势等信息。如双手反复搓动、发抖——紧张、焦虑，紧咬下唇——敌意、害怕，抱臂——不满、防御等。患者语速、语调的突然变化也和情绪变化有关。

③必要的抚触，也是一种积极有效的心理支持方式。当患者痛苦、焦虑、紧张害怕时，可以握住患者的手，给予安慰、稳定患者情绪。

④在沟通交流时，护士要根据患者的性别、年龄、病情、性格等因素灵活地把握沟通距离，一般的访谈均采用个人距离（0.5～1.2m），使护患双方均感觉安全、舒适。在与老年患者和儿童沟通交流时，距离可以近一些，以示尊敬。在进行查体、基础护理等操作时，必须进入亲密距离（0.5m以内）才能完成，应事先向患者解释说明，避免患者产生不适。

2.常用心理情绪测评工具

（1）广泛性焦虑自评量表（generalized anxiety disorder-7，GAD-7）：GAD-7用于广泛性焦虑的筛查和症状严重程度的筛查，由7个条目组成。①GAD-7量表内容，见表3-6。②GAD-7评分标准：各项得分相加得到总分。总分5～9分为轻度焦虑，10～14分为中度焦虑，15～21分为重度焦虑。

指导语：在过去的2周内，有多少时候您受到以下任何问题困扰？请勾选符合您的选项。

表3-6 广泛性焦虑自评量表

题目	完全不会	好几天	一半以上天数	几乎每天
1.感到紧张，焦虑或急切	0	1	2	3
2.不能够停止或控制担忧	0	1	2	3
3.对各种各样的事情担忧过多	0	1	2	3
4.很难放松下来	0	1	2	3
5.由于不安而无法静坐	0	1	2	3
6.变得容易烦恼或急躁	0	1	2	3
7.感到似乎将有可怕的事情发生而害怕	0	1	2	3
总分				

（2）抑郁症状严重程度量表（patient health questionnaire-9，PHQ-9）：PHQ-9是用于评估患者抑郁相关症状的自评式心理问卷，由9个条目组成。①PHQ-9量表内容，见表3-7。②PHQ-9评分标准：各项得分相加得到总分。得分为0～4分：没有抑郁症，注意自我保重；得分为5～9分：可能有轻微抑郁症，建议咨询心理医师或心理医学工作者；得分为10～14分：可能有中度抑郁症，最好咨询心理医师或心理医学工作者；得分为15～19分：可能有中重度抑郁症，建议咨询心理医师或精神科医师；得分为20～27分：可能有重度抑郁症，一定要看心理医师或精神科医师。

指导语：在过去的2周里，您生活中以下症状出现的频率有多少？

表3-7 抑郁症状严重程度量表

题目	完全不会	好几天	一半以上时间	几乎每天
1.最近做事提不起劲或没兴趣	0	1	2	3
2.感到心情低落或沮丧	0	1	2	3
3.入睡困难、睡不安稳或睡眠过多	0	1	2	3
4.感觉疲倦或没有活力	0	1	2	3
5.食欲缺乏或吃太多	0	1	2	3
6.觉得自己很糟或觉得自己很失败，或让自己或家人失望	0	1	2	3
7.对事物专注有困难，如阅读报纸或看电视时不能集中注意力	0	1	2	3
8.动作或说话速度缓慢到别人已经觉察，或正好相反，烦躁或坐立不安、动来动去的情况更胜于平常	0	1	2	3
9.有不如死掉或用某种方式伤害自己的念头	0	1	2	3

其中核心项目：项目1、项目4、项目9，任何一题得分＞1，需要关注。项目1、4，代表着抑郁的核心症状；项目9代表有自伤意念。

（3）AD8筛查表（ascertian dementia 8-item informant questionnaire）：AD-8筛查表用于认知功能障碍的早期筛查，旨在弥补其他量表对认知功能障碍敏感性不强、文化水平要求高及耗时较长的不足，是基于知情者的问卷，有时也被用于自评。①AD-8内容，见表3-8；②AD8评分标准：如果以上问题，患者回答"是，有变化"达2项及以上，则表明患者可能存在认知障碍，需要去就诊。

指导语：请判断在接下来的几项中，您在过去的几年中是否有变化，并选择符合您情况的一项。

表3-8　AD-8筛查表

题目	是，有变化	无，没变化	不知道
1.判断力出现问题（如做决定存在困难，错误的财务决定，思考障碍等）			
2.兴趣减退，爱好改变，活动减少			
3.不断重复同一件事（如总是问相同的问题，重复讲同一个故事或者同一句话等）			
4.学习使用某些简单的日常工具或家用电器、器械有困难（如VCD、电脑、遥控器、微波炉等）			
5.记不清当前月份或年份等			
6.处理复杂的个人经济事务有困难（忘了如何对账、忘了如何交付水电费等）			
7.记不住和别人的约定			
8.日常记忆和思考能力出现问题			

（4）Katz日常生活功能指数评价表：Katz日常生活功能指数评价表，用于评估日常生活活动能力，根据人体功能发育学的规律制定，有6项评定内容，6个条目评估时按照由难到易的顺序进行，不宜随意改变次序。①Katz日常生活功能指数评估内容，见表3-9。②Katz日常生活功能指数评分标准：各项分数相加得总分，总分：6分，完全独立；3～5分，部分功能缺损；≤2分，严重功能受损。

表3-9　Katz日常生活功能指数评价表

序号	评估项目	分数	
1	沐浴	□1分	□0分
2	穿衣	□1分	□0分
3	如厕	□1分	□0分

续表

序号	评估项目	分数	
4	移位	☐1分	☐0分
5	失禁	☐1分	☐0分
6	吃饭	☐1分	☐0分

注：患者能自己独立完成，得1分；部分协助/完全依赖，得0分

（三）临床常用心理干预方法

随着疾病的产生、进展及恢复，个体的角色也经历着由正常社会角色变为患者，再由患者恢复到正常社会角色这一转变过程。在这一过程中，患者的需求也随之变化，并产生一系列的心理反应和问题。

患者对疾病的心理反应，受到性别、年龄、职业、认知、经济状况、病种、病情、病程及周围环境等多种因素的影响，并且表现出明显的个体差异，但也会表现出一些共性的反应，如焦虑、抑郁、恐惧、愤怒、孤独、怀疑、内疚、报复心理等。对这些问题进行评估分析，并及时采取有效干预对疾病预后至关重要。

常用的心理干预方法有放松训练、阳性强化法、合理情绪疗法、心理分析治疗、认知行为疗法等专业的心理治疗方法，还包括为患者建立社会支持系统。下面对几种常用的疗法及如何为患者建立社会支持系统进行简要介绍。

1.认知行为疗法 认知行为疗法，简单地说就是通过认知和行为技术来改变患者的不良认知，达到纠正由此引起的行为和情感的心理治疗方法。认知行为疗法认为，人在遇到事情的时候产生的情绪，不仅仅源自事情本身，更多的是来自其内心的信念、评价、观念等。正如认知疗法的主要代表人物贝克（A.T.Beck）所说："适应不良的行为与情绪，都源于适应不良的认知。"认知行为疗法不仅仅是以改变行为、情绪等外在表现为目的的一种心理干预手段，更重要的是通过分析人的思维和产生这些思维的来源，找出其错误的认知来源，并通过一定的治疗手段，对其不合理的认知进行纠正，教会患者使用正确的认知方式来替代不合理的，使患者的认知更加完善与切合实际。此外，在干预过程中联合认知矫正技术及行为治疗技术，消除不良情绪，用良好的行为取代不当的行为，帮助患者树立信心，提高应对能力，增加患者对周围事物及外界环境的好奇与兴趣，启发和培养患者的社会社交与适应能力，提高生活质量及满意度。

患者在住院时，有时容易受到片面或错误认知的影响，由此引起无谓的紧张和焦虑，影响到一些治疗的实施和预后。为了帮助患者认知重建，护理人员应该在初入院、术前访视和候诊时向患者及家属进行简单明了的宣教，并在病区护士站放置常见问题宣教手册，从多方面帮助患者重建治疗的正确认知，纠正由此的紧张、焦虑或误解，使患者能以理性的态度对待治疗，为预后的合理期待打下基础。

护理人员可以学习参考上述方法的原理，用这些原理来指导对患者实施的心理护理。

2.帮助梳理和建立支持系统　　身心并护的护理模式要求将患者看成生理、心理及社会的一个整体，以患者为中心，对患者的身心进行全面整体的护理。因此为患者建立社会支持，也是身心并护的重要内容。

社会支持是一个人通过社会互动关系所获得的能减轻心理应激反应，提高社会适应能力的支持与帮助。良好的社会支持对身心健康有着积极的影响。患者的社会支持来源于家庭、医务人员和社会方面给予的客观实际的支持和主观体验到的情感上的支持。

家庭是社会的基本单位，家庭支持对疾病的发生、患者的求医行为及疾病的恢复都有着重要的影响。如糖尿病患者的饮食控制，家人的合作与监督起着重要的作用；老年慢病或者失能患者，家人的照顾和关爱是关键。

家庭之外的社会支持包括朋友、机构等社会资源的主客观支持，如朋友对患者的理解尊重，患者对社交活动的适应，经济收入、医疗保险制度等。

患者由于疾病会产生孤独、无助、焦虑、抑郁等不良情绪，建立良好的社会支持系统，让患者从医护人员、亲人、好友、机构等获得理解尊重、帮助支持，对于缓解患者心理负担，促进疾病康复起到积极作用。

3.心理干预方法临床应用案例

[案例1] 肾内科某患者，男性，39岁，肾衰竭尿毒症期，入院后每日行透析治疗，患者精神萎靡、情绪低落，夜间睡眠差，并且每日在病房徘徊，引起了护士的重视，在某日中午，值班护士发现患者企图从病区污洗间的窗口跳下，及时给予阻止。

（1）分析：责任护士和患者进行了一次访谈，了解到患者家庭生活比较拮据，一家三口的生活都是靠他在工地打工维持，透析治疗的费用让一家人的生活都很艰难，他觉得自己是家庭的累赘，再加上对病情感到绝望，所以感到焦虑、抑郁，产生了轻生的想法。

（2）干预措施

①全面分析：护士与患者的家属进行了交谈，发现患者的焦虑、抑郁不仅仅是来自于自身的疾病，也受到了家属的影响，因为家属对患者的疾病及家庭的经济状况同样感到焦虑。

②健康教育：病区组织所有患者家属进行了一次健康教育，告知家属自身情绪对患者病情进展及康复造成的影响，教育家属要以积极乐观的情绪陪伴、安慰患者，缓解患者内心的负担及压力。

③建立社会支持：鉴于这位患者的心理问题主要来源于缺乏物质支持，护士向患者和家属宣教了政府有关部门关于重疾医保的政策和做法，并告知患者和家属透析已经被纳入医保范畴，同时鼓励同科室人员参与捐款，以减轻患者的经济负担。从而，在一定程度上缓解了患者经济压力，逐步转变了患者绝望的心态，恢复对生活的信心。

[案例2] 肿瘤科某患者，女性，40岁，乳腺癌术后，这位患者的隔帘每天都紧紧闭着，终日寡言少语，拒绝下床活动，拒绝与人交流，和丈夫也只是进行非常简短的对话交流，有时会偷偷哭泣，对护士每日常规执行的治疗操作也拒绝配合。

（1）分析：病区组织护士针对这位患者的情况进行了一次临床护理查房，大家通过前期检索文献及照护中的观察，推测患者可能是一侧乳房切除后，对自己体相改变难以接受，感到自卑。而家属对她缺乏关心，加重了患者的自卑。在护士积极主动地去和患者沟通交流，慢慢获得患者信任后，护士的这一猜测得到了验证。

（2）干预措施

①加强沟通，给予支持：病区组织护士进行了一次病例讨论，制定了"身心并护"的护理措施。护理人员利用每次对患者进行治疗的时间及工作间隙，用积极的态度与患者沟通交流，安慰患者。

②认知行为疗法：病区组织了两次"病友座谈会"，让患者参与到其中，通过与同样经历的患者之间的交流，改变对于自身体相改变的错误认知，树立重新乐观面对生活的信心和态度，用正确的认知来看待自身的改变。

③放松疗法：让患者的家属在阳光明媚的天气带患者去医院的花园散步，病房内在合适的时间播放患者喜欢的音乐，让患者放松身心，心情愉悦。这位患者的情绪得到了明显的改善，主动佩戴义乳，配合治疗，并且和同病房的患者也相处融洽。

④建立社会支持：患者家属及同病房其他患者对患者体相改变的态度，也是造成患者负面情绪的重要因素。护理该患者的责任护士与患者家属及同病房患者分别进行了沟通，针对乳腺癌术后患者抑郁对他们进行了宣教，引导他们对患者采取"共情"的态度，鼓励他们用正确积极的态度看待患者的体相改变，耐心、主动与患者交流，尊重、关心患者，给予患者支持。得到了家属及病友的支持，这位患者也渐渐地敞开心扉，主动走出病房，与他人交流。

[**案例3**] 心内科监护室某患者，女性，84岁。急性下壁心肌梗死、冠状动脉造影术后，患者造影结果示复杂冠状动脉3支血管病变，无法立即行支架置入，收入心内科监护室进行非手术治疗后，病情得到缓解，但情绪低落、冷漠少言，拒绝与其他患者及医护人员沟通交流。

（1）分析：通过与家人沟通，了解到老人因为自己前一次入院期间老伴离世而感到自责，并将情绪移情到子女及医护人员身上。

（2）干预措施

①全面分析：病区针对这位患者组织了一次临床护理查房，采用团体式治疗的方式制定了身心并护干预措施。

②健康教育：对患者家属进行健康教育，教会家属学会用"共情"的方法理解并宽容患者，护理人员与家属共同参与，为老人营造正向情绪的氛围，逐渐淡化患者的负向情绪。

③建立社会支持：监护室禁止家属探视，因此患者的支持系统主要是来自医护人员的支持。护士从简单的语言沟通，循序渐进地获得患者的信任，用自身的正向情绪感染、影响患者。并且告知患者"家人一直守候在监护室门外，每天向医护人员询问患者病情，盼望早日与患者团聚"，让患者感受到来自家人的支持。患者出院时，主动拥抱了护理人员，并用笑容迎接等候在监护室门外的家属，让家属喜极而泣。

[**案例4**] 普通外科某胃癌术后患者，高龄退休老干部，胃癌手术很成功，术后气管插管辅助呼吸，但患者一直不能脱机，老年患者肺功能差，患者情绪很低落，对于疾

病预后持消极悲观的态度，医护人员也放弃脱机的希望，与家属进行准备气管切开的谈话。

（1）分析：患者高龄，身体基础状况差，身边的老友相继离世，给自身信心带来很大的打击，对于术后康复的可能性持悲观态度，导致康复训练依从性差。

（2）干预措施

①加强沟通，给予支持：这位患者的责任护士，每天利用间隙积极地与患者沟通，为他讲一些脱机成功的高龄患者的案例，从患者的实际状况进行分析，为他树立信心。

②认知行为疗法：一位经验丰富的护士得知情况后，多次来病区探视患者，与患者交谈，她与患者共同回忆患者过去枪林弹雨、浴血杀敌的经历，将气管插管比作一个"敌人"，让患者正视他，她告诉患者"健康掌握在自己手里，只有自己才能救自己，医护人员是一个引导者，真正的实践还要靠自己。"通过多次耐心的沟通交流，改变了患者"健康掌握在医生手中"的错误认知，重新树立了患者战胜疾病、重获健康的信心，患者开始每日坚持呼吸锻炼，从对呼吸机的过度依赖到间断脱机，到最后成功完全脱机，直到现在这位患者还健在。

[案例5] 一位严重失眠的患者，因为休息不好，情绪很暴躁，一天晚上，患者睡不着觉，换上了自己的外出服，执意要出门，值夜班的年轻护士小张见状，连忙将患者反锁在屋内。这位患者情绪非常激动，在房间内反复拍门，甚至出言辱骂小张。

（1）分析：患者因失眠情绪焦躁，小张虽然从管理和安全的角度，将患者锁在房间内。但是，她没有换位思考尊重患者的感受，没有做好沟通解释工作，导致患者情绪更加激动暴躁。

（2）干预措施：巧妙沟通，给予支持。与小张搭班的护士小李立刻将房门打开，安抚患者，轻轻拉着患者坐在病房的沙发上，耐心而礼貌地安抚说："对不起，刚刚是我们的疏忽，不该因为怕您走丢，将您锁在屋内。您有什么问题，我们一定尽力解决。"患者显然被激怒了："你们怎么能将患者反锁在房间里呢，这不是变相地限制自由吗？我要向医院领导投诉你们！"小李待患者发泄完，稍作沉默，继续温和地说道："您可能不知道，之前我们病区有过患者私自外出导致走失的事故发生，那位患者被发现时，正在自己过马路，差点被车撞上，幸亏被及时发现，才没有导致不可挽回的后果发生。而且，我们医院是有制度规定的，患者在无人陪同且未经医务人员允许的情况下，不能私自外出。我们不该未和您沟通就擅自锁门，但是因为我们护士还年轻，没有经验，一时情急，就本能地出于安全考虑将门锁上了，真是对不起。"患者的火气明显小了不少，开始小声嘀咕："我晚上总睡不好，加上现在住院了，活动量更少了，我想着去楼下走走看能不能睡得好一些。"小李连忙接过话头："是我们没有沟通到位，没有考虑到您的困难，请您谅解。现在，我去把您的家人请来，让她陪您走一走，请您穿好衣服，别着凉。"患者笑着说："好！谢谢你。"

如上面情景中描述的那样：小李懂得运用沟通技巧，用沟通赢得了转机。同时，小李站在理解和体谅患者的立场，及时解决了小张未能发现的问题，使患者感受到理解和同情，化解了护患之间的矛盾。当然在护理工作中，有时也会遇到个别缺乏修养的患者，在不合理要求未达到时谩骂护理人员，甚至恶语伤人。因此，在不被理解或被误解的时候，护理人员要用理智控制自己的不良情绪，本着不伤害、公平和有益于他人的原则，耐心、细致地做好解释工作，真诚地关心帮助患者，相信最终会得到患者的理解。

（四）心理护理的效果评价

对心理护理效果的评价，应该是多维度的综合性评价，可以从以下7个方面进行。

1.患者的自我评价。这一指标是主观评价，但是是最直接、有效的方法。患者自己可以感觉到自身情绪、认知、心境的改变。

2.患者社会功能恢复情况。患者原有的心理问题影响到社会功能，经过干预，这些社会功能恢复了，与朋友、家人、医护人员关系融洽了，社会支持建立了，参与社会活动变多了，可以正常工作、学习等。

3.患者家属对患者的评价。

4.患者前后心理测量结果的比较。如焦虑、抑郁量表、日常生活能力量表、认知功能筛查量表等评估结果的变化。

5.护理人员的观察与评估。

6.患者某些症状的改善程度，如失眠症状的改善等。

7.激发患者对生活的热爱，使患者建立积极的心态和行为。

第三节　身心并护的临床实施路径

身心并护是将患者作为一个生理、心理、精神等多层面交合在一起的社会人来对待，在进行生理疾病护理的同时关注心理层面的护理。在护理理念上强调生理、心理并重，方法上采用临床护理路径，强调标准化实施，从患者到门诊或急诊就医，到检查、治疗、手术、康复的临床全过程，即从入院到出院全程诊疗各个环节均按照临床护理路径，始终围绕患者进行个体化、规范化的身心并护护理。由于各个诊疗阶段护理内容多、不同疾病又有不同内容，因此为了促进专科不同疾病患者身心并护护理工作便于实施和展开，护理部指导各病区按照专科疾病的诊治临床路径，结合身心并护要求，制定了常见疾病患者的身心并护临床路径，使不同疾病患者的身心护理全面，护理内容清晰，既有利于保证各项身心并护工作细化实施，又有利于指导年轻护士尽快掌握和落实身心并护工作，对促进身心并护的落实起到了积极作用。目前，对内、外、妇儿及老年等专科制订了100种常见疾病的身心并护临床路径。

下面介绍内科、外科、老年疾病患者和门诊患者身心并护临床路径示例。急性非ST段抬高型心肌梗死患者身心并护临床路径见表3-10，骨关节炎全膝关节置换患者身心并护临床路径见表3-11，老年慢性阻塞性肺部疾病患者身心并护临床路径见表3-15，门诊患者就诊标准化导诊路径见表3-17。

一、内科疾病患者身心并护临床路径示例

表3-10　急性非ST段抬高型心肌梗死患者身心并护临床路径

时间	项目	护理措施	执行人	执行时间	备注
入院当日	一般护理	按急性心肌梗死护理常规，病危，按特护或一级护理要求完成病情观察、基础护理及护理记录，按要求完成病危护理计划	责任护士	15分钟	
		持续心电、血压、血氧饱和度监测			
		绝对卧床休息			
		持续吸氧			
		记录24小时出入量			
		遵医嘱给予镇静镇痛药			
		留置套管针，静脉滴注抗栓药物			
	入院介绍	向患者家属介绍病区、病房环境（护士站、治疗室、换药室、处置室、医师办公室、会诊室、污物间、开水间、标本存放处等）	责任护士	15分钟	参见下文附1
		讲解病房设施（病床床挡、床头桌餐板、呼叫器、卫生间、空调等）使用方法			
		向患者家属介绍住院规章制度（作息时间、陪护探视制度、病房管理制度、垃圾分类、门禁管理、卫生要求等）			
		讲解《住院须知》及健康宣教相关内容，并请患者或家属签署《住院告知书》和《医患廉洁责任卡》，存入病历，健康教育表格置于患者床头			
		介绍住院所需物品			
		介绍科主任、护士长、主管医师、责任护士			
	入院处置	落实"五个一"：打一壶热水、订一份饭、做一份入院介绍、打一张执行单、做一次入院评估			
		卫生整顿：协助更衣，做到三短（头发短、胡须短、指甲短），六洁（口腔、会阴、头发、皮肤、手足、指甲）			
	入导管室前护理	遵医嘱静脉抽血，完成血常规、急诊生化、心肌梗死5项、血清8项、血型、出凝血时间检查，配合完成心电图、心脏超声、胸部X线片等床旁检查	责任护士	20分钟	
		遵医嘱确认手术部位进行手术部位皮肤的准备工作			
		术前4～6小时嘱患者禁食、水			

续表

时间	项目	护理措施	执行人	执行时间	备注
入院当日	入导管室前护理	根据手术部位，选择合适部位留置套针	责任护士	20分钟	
		术前排尿、排便			
		确认术前抗凝药物执行情况			
		与手术室人员护送患者进导管室交接病历、影像资料			
		其他			
	返病房后护理	与导管室医师、病房医师共同交接穿刺处情况、敷料和穿刺处皮肤，以及液体及患者术中用药、特殊情况和术后注意事项	责任护士	10分钟	
		了解术中情况			
		与导管室医师交接病历、影像资料等			
		妥善固定各种管道			
		给予心电、血压、氧饱和度监测			
		必要时遵医嘱给予吸氧			
	护理评估	评估穿刺处情况，如有渗血、血肿立即报告医师给予处理	责任护士	5分钟	
		评估术侧肢体感觉、运动及桡（足背）动脉搏动情况，并采取相应护理措施			
		评估患者意识状况、精神状态			
		评估患者术后有无心前区疼痛			
		评估口腔、牙龈有无出血			
		评估排尿情况，如有排尿困难，遵医嘱给予导尿			
	饮食护理	术后协助患者进餐（流食）	责任护士	10～20分钟	
		协助患者4小时内饮水1500～2000ml，利于术中造影剂排出			
	安全管理	评估患者有无心源性猝死的风险（根据GRACE评分）	责任护士	5分钟	
		根据评估结果采取相应护理措施			
		妥善固定各种管道			
		使用床挡			
		根据护理等级及时巡视或特护			
		其他			
	执行医嘱	遵医嘱给予扩血管药物如硝酸酯类，抗凝、抗血小板药物如阿司匹林、硫酸氢氯吡格雷、低分子肝素	责任护士	5～10分钟	

续表

时间	项目	护理措施	执行人	执行时间	备注
入院当日	执行医嘱	遵医嘱监测生命体征	责任护士	5～10分钟	
		遵医嘱复查各项化验指标			
	健康教育	向患者介绍术后持续监护的目的	责任护士	5分钟	
		指导并协助患者勿用力床上排便、尿方法			
		告知患者术后大量饮水、排出造影剂的重要性			
		告知患者穿刺处保护方法及肢体活动方法			
		向患者讲解术后用药的作用和不良反应			
		告知家属减少探视的必要性			
入院第2日	一般护理	病危、一级护理	责任护士	10分钟	
		按特护或一级护理要求完成病情观察、基础护理及护理记录			
		持续心电、血压、血氧饱和度监测			
		绝对卧床休息			
		吸氧			
		准确记录24小时出入量			
		保持排尿、排便通畅			
	护理评估	评估心前区疼痛情况是否较前减轻	责任护士	5分钟	
		评估静脉输液是否通畅、有无静脉炎、液体外渗情况			
		评估留置尿管、管道引流情况			
		评估穿刺处情况			
		评估术侧肢体运动及桡（足背）动脉搏动情况			
		评估拆除弹力绷带后皮肤有无红肿、水疱及破溃等			
		评估患者大便情况			
		其他			
	饮食护理	协助患者进流食	责任护士	10～20分钟	
	安全管理	根据评估结果采取相应护理措施	责任护士	10分钟	
		妥善固定各种管道			
		按时巡视			
	执行医嘱	遵医嘱给予扩血管药物如硝酸酯类，抗凝、抗血小板药物如低分子肝素、阿司匹林、硫酸氢氯吡格雷等	责任护士	10分钟	

续表

时间	项目	护理措施	执行人	执行时间	备注
入院第2日	执行医嘱	遵医嘱留取尿便标本；向患者讲解各项检查的时间和注意事项，将"检查温馨提示卡"放在患者床头柜上	责任护士	10分钟	
		遵医嘱监测各项生命体征			
		遵医嘱复查心肌酶等化验指标			
	健康教育	向患者讲解卧床休息的必要性	责任护士	15分钟	参见下文附2
		讲解药物的作用、用法及注意事项			
		饮食宣教，强调合理饮食的重要性			
		进行疾病相关知识宣教			参见下文附3
		讲解病情转归过程中的注意事项			
	其他				
入院第3日	一般护理	按特护或一级护理要求完成病情观察、基础护理及护理记录	责任护士	15～20分钟	
		持续心电、血压、血氧饱和度监测			
		卧床休息，床上活动			
		吸氧			
		记录24小时出入量			
		保持排便通畅			
	护理评估	评估生命体征、心电监护情况			
		评估患者意识、精神、心理及睡眠状况			
		评估静脉输液情况			
		评估风险措施的有效性			
		评估24小时出入量是否平衡			
		评估患者有无胸闷、胸痛等心前区不适症状			
		评估患者排便情况			
	饮食护理	半流食，并协助进餐	责任护士	10～20分钟	
	安全管理	根据评估结果采取相应护理措施	责任护士	5分钟	
		告知患者排便时勿用力			
	执行医嘱	遵医嘱给予阿司匹林、氯吡格雷等药物	责任护士	10分钟	
		遵医嘱给予低分子肝素皮下注射			
		遵医嘱静脉输液			
	健康教育	指导患者进半流食	责任护士	10分钟	
		给患者讲解扩冠状动脉、抗凝、抗血小板、降脂、调节心律等药物的注意事项			

时间	项目	护理措施	执行人	执行时间	备注
入院第3日	健康教育	进行预防便秘知识宣教	责任护士	10分钟	
		根据患者病情和危险性分层，指导患者恢复期的康复和锻炼方法			
	其他				
入院第4～5日	一般护理	按一级护理要求完成基础护理项目	责任护士	15～20分钟	
		卧床休息，指导患者床上活动			
	护理评估	评估生命体征、意识、精神、心理状况			
		评估静脉输液情况			
		评估24小时出入量			
		评估患者床上活动后有无胸闷、胸痛等心前区不适症状			
		评估患者对疾病预防保健方面的能力			
		评估患者排尿、排便情况			
	饮食护理	低盐低脂普食，并协助进餐	责任护士	5～10分钟	
	安全管理	根据评估结果采取相应护理措施	责任护士	5分钟	
		妥善固定各种管道			
		按时巡视			
	执行医嘱	遵医嘱给予阿司匹林、氯吡格雷等药物	责任护士	10分钟	
		遵医嘱给予低分子肝素皮下注射			
		遵医嘱静脉输液			
		遵医嘱复查留取各种标本			
	健康教育	讲解药物的作用和不良反应	责任护士	10分钟	
		进行合理饮食指导			
		进行疾病相关知识宣教			
		讲解病情转归过程中的注意事项			
		进行疾病预防知识宣教，尤其讲解戒烟、戒酒的必要性			
	其他				
入院第6～8日	一般护理	按二级护理要求完成基础护理工作	责任护士	5分钟	
		协助患者床旁活动			
	饮食护理	低盐低脂普食，并协助进餐			
	护理评估	评估静脉输液情况			
		评估患者活动后有无胸闷、胸痛等心前区不适症状			
		评估病患者对疾病预防保健方面的能力			

续表

时间	项目	护理措施	执行人	执行时间	备注
入院第6～8日	执行医嘱	遵医嘱给予阿司匹林、氯吡格雷等药物	责任护士	10分钟	
		遵医嘱给予低分子肝素皮下注射			
		遵医嘱静脉输液			
	健康教育	根据患者病情和危险性分层指导患者恢复期的治疗和活动	责任护士	5分钟	
		配合康复和二级预防宣教			
		讲解保健、预防疾病方面的知识			
	其他				
出院前1日	基础护理	按二级护理要求完成基础护理工作	责任护士	15分钟	
		指导患者室内活动			
	护理评估	评估生命体征、意识、精神及心理状况			
		评估静脉输液情况			
		评估患者满意度			
		评估患者了解自身病情情况			
		评估患者保健、疾病预防方面知识			
	饮食护理	低盐低脂普食	责任护士	5分钟	
	执行医嘱	遵医嘱给予抗凝、抗血小板、降脂等药物治疗	责任护士	5分钟	
		遵医嘱静脉输液			
	健康教育	进行用药指导，坚持服药的重要性	责任护士	10分钟	
		指导患者合理饮食			
		指导患者适当休息与运动			
		指导患者保持排便通畅，教会患者预防便秘的方法			参见下文附4
		教会患者及家属测量脉搏和听心率的方法			
		告知患者定期复查内容和时间			
		讲解促进健康方面的知识			
	出院手续指导	告知办理出院手续流程	责任护士	10分钟	参见下文附5
		告知办理复印病历手续流程			参见下文附6
		讲解出院带药的种类、作用、服用方法			
		评价健康教育的效果（患者对疾病防护知识的掌握情况）			

续表

时间	项目	护理措施	执行人	执行时间	备注
出院前1日		告知患者出院后注意事项并附书面出院指导、健康宣教及联系电话			参见下文附7
	征求意见	进行满意度问卷调查			
出院日	出院指导	告知患者出院后注意事项、复查时间、专家门诊时间	责任护士	10分钟	
		提供纸质版出院指导1份			
	征求意见	征求患者及家属意见	护士长	5分钟	
	送患者	欢送患者	护士长、责任护士		
	整理床单位	床单位终末消毒	责任护士	10分钟	

【附1：入院介绍】

（一）病区环境设施

1.向患者介绍入住病房

（1）患者入住的是心内科××床，这是床头桌，里面可以放些日常用品和餐具，床头桌上不能摆放太多物品。这边是壁柜，患者的衣物可以放在这里。床下不要摆放其他物品，请您平时注意保持房间干净整洁。

（2）患者的床头上方有呼叫器，上边的按钮是呼叫用的（指示动作），您有事需要帮助时可以随时呼叫我们，我们会及时来看您。这边的按钮是床头灯。

（3）这里是卫生间，卫生间内有浴室，24小时提供热水。这里是报警器，您在上厕所或洗澡时遇有不舒服时请按报警器，我们会立即来帮助您。

（4）房间内电视在医护人员查房时不要看，上午是治疗时间不能开电视。中午12：00～14：00午休时不要看电视，晚21：30病房熄灯关电视，以免影响患者休息。

（5）房间内设有中央空调，空调开关在门口，左侧是温度旋钮，右侧上方符号代表风力大小，由下至上依次为关、小风、中风、大风；右侧下方符号代表类别，自下向上依次为冷风、热风、自然风。卫生间旁的开关是卫生间的排风扇，可经常开启，保持空气流通。

（6）墙上这些电源是医疗用电，为了保证电源不被损坏，请您不要在病房内使用其他电器。病房内禁止使用自带电锅、热水器。

2.向患者介绍病区环境

（1）这里是护士站和医生办公室，是护士和医生办公的地方；再往前走是病区大门，这里是门铃，因本病区采用门禁系统，您进入病区大门时请您按大门外旁边的门铃。

（2）根据患者病情，由医师开出膳食医嘱，配餐员会帮助订餐，住院期间患者应按医嘱进食。自行准备好餐具，配餐员会根据饮食单及患者的订餐，将餐车推到病室门口协助开饭，用餐时间：早餐7：00、午餐11：00、晚餐17：00。

（3）这里是开水间，请您注意一定是绿灯亮时才是开水，健康服务员定时为患者房间会打开水；打水时间7：00、11：00、15：00、17：00、20：00。

（4）这里是微波炉，您可在此热饭。请用微波炉专用饭盒，禁止加热鸡蛋、红薯、玉米等，使用时间不得超过3分钟。

（二）规章制度

1.作息制度

（1）病房6：30起床，12：00午休，21：30熄灯、就寝；探视人员请18：00之前准时离开病房以免影响患者休息。

（2）常规抽血项目于次日6：00开始进行，如有特殊检查、治疗、护理项目，医护人员会提前通知患者。

2.陪住制度

（1）病区主治医师、护士长根据患者病情安排陪护人员，由责任护士负责办理陪护手续并登记，病区医护人员共同协助做好陪护人员的管理。

（2）陪伴人员凭发放的陪伴证进入病区，陪伴证不得转借；陪伴证到期后，如病情需要请及时找护士办理续签。

（3）陪护人员必须遵守病房管理制度，服从病区护理人员的管理，严禁衣冠不整及穿带钉子的鞋在病房内活动。不得随便串病房、病区，不得坐卧病床，不得打地铺睡觉，不得在病区内洗澡、洗晾衣物、大声喧哗、吸烟、打牌、饮酒、聚众聊天等。

3.探视制度

（1）探视时间为每日下午14：30～17：00，其他时间请不要安排探视。夜间危重患者可以留陪住。

（2）每次探视不超过2人，1m以下儿童及患有传染性疾病、精神病患者谢绝带入病房探视。

（3）探视者可携带营养品、水果、书籍、鲜花及礼品，严禁带宠物、带土盆花、生食及危险品。

（4）探视者应服从门卫及病房工作人员的管理，严禁在病房使用移动通讯工具，不得喧哗。

4.病房管理制度

（1）住院期间一律不得离开医院，否则值班护士将逐级报告并做好记录，病区将按有关规定进行处理。

（2）患者着病员服，剪短指甲及胡须。请按时作息，在诊疗时间内不得擅自离开病房，不得互串病房，非探视时间不会客。

（3）请保持病房内整齐安静及床单位的整洁，注意个人卫生。床下请勿放杂物，贵重物品请您随身携带以免丢失。

（4）如果您对为自己安排的检查、治疗、护理有疑问时，可以向医护人员询问，护士会耐心解释，征得您同意后实施。

（5）住院期间如您需要帮助，请按呼叫器与护士联系。

（6）请您及家属不要随意进入医护办公室翻阅、转抄、复印病历及其他医疗文件，不得将病历带出院外。

（7）病区内电话为内线办公用，是治疗、手术、急救联系的专用线路，请勿使用。

【附2：用药知识】

责任护士根据患者使用降压、降脂、硝酸酯类、抗血小板、抗心律失常等用药情况，采用多媒体形式应用IPAD在床旁给患者及家属讲解药物作用、用药方法及注意事项。讲解结束后患者及家属可利用IPAD自行查阅（详细资料略）。

【附3：疾病相关知识】

责任护士采用多媒体形式应用IPAD，在床旁给患者及家属讲解急性非ST段抬高型心肌梗死相关知识。讲解结束后，患者及家属可利用IPAD自行查阅（详细资料略）。

【附4：习惯性便秘知识宣教】

1. 根据个人情况，晨起空腹时喝1杯100～200ml的凉开水或喝60℃的温开水100～200ml，加入10～20ml蜂蜜（糖尿病患者禁用）；晚上睡觉前，喝适量酸奶（糖尿病患者可饮用无糖型酸奶）。

2. 饮食指导：增加含纤维素高的食物，非肥胖者增加富含油脂类的干果，适量吃肉类和动物内脏等高蛋白、高胆固醇食物，少吃辛辣刺激性食物。有腹胀者忌甜食和牛奶，以免引起肠胀气。

3. 生活方面：注意劳逸结合，保持心情舒畅。

4. 促进胃肠活动：顺时针按摩腹部（每次20～30分钟），主动腹式呼吸运动（每次10分钟）、提肛运动（每次10分钟），每日4次，具体时间为：9：00～14：00～19：00～21：00。

5. 养成定时排便的习惯：排便时间安排在餐后，有便意时及时排便，无论有无便意，每日定时排便，形成排便条件反射。

6. 必要时：①每天早饭后、晚饭后食用香油60ml；同时每天入水量（含食物水量）＞3000ml（心功能不全患者慎用）；②遵医嘱口服缓泻药或使用开塞露20ml/甘油灌肠剂110ml灌肠。

【附5：出院手续办理指南】

1. 请您于出院当日到出院结算处

（1）带押金条领取出院带药处方、诊断证明、出院通知书。

（2）请持处方到药房领取出院带药。

2. 结账程序

（1）如果您是军队人员或军队免费家属，请您携带有关证件（军官证、士兵证、医疗证或医疗卡）办理出院手续。如有预交押金请同时携带押金条。

（2）如果您是北京市医保患者（指地方医保、医疗保险、老年医保、学儿保险、生育保险、医疗照顾、工伤保险、无业保险），于3个工作日后（不含节假休息日）带住院押金条到出院结算处办理结账手续。

（3）如果您是军休干部，请先到出院结算处领取准确的住院费用清单和出院带药处方，并登记签字。然后凭清单到单位领取支票再返院结算，结算后将返还您的军休本和就医卡。

【附6：病历复印须知】

1.患者本人复印病历请携带有效身份证件，无身份证请携带本人户口本。

2.代理人复印患者病历请携带患者有效身份证、代理人有效身份证（如无身份证可携带户口本）及患者本人写给代理人的委托书，以上如无原件可携带复印件。

3.家属复印死亡患者的病历需携带死亡患者的户口本、死亡证明、亲属与患者的关系证明，家属有效身份证（家属委托代理人的，还需另外携带家属写给代理人的委托书和代理人身份证）。

4.所有复印病历者需提供患者病案号。

5.复印时间：出院后7个工作日（不包括节假日、周六、周日）于工作日8：00～11：00，14：00～16：00复印。

6.复印地点：门诊大楼病案管理科。

【附7：冠状动脉介入患者术后健康指导】

以下资料是一些基本的健康指导，具体情况请咨询您的主管医师。

（一）活动

1.根据您的病情和自身的情况选择适合于自己的运动方式；如散步以每次45分钟至1小时为宜，活动时的心率控制在120次/分以下，打太极拳适合于合并高血压的冠心病患者。不提倡冬季清晨散步。

2.掌握适当的运动量是冠心病患者进行运动的关键，（200－年龄）×70%＝运动时应达到的心率，老年冠心病患者运动强度最低值不宜低于最快心率的50%，此种强度应持续半小时以上。身体素质差者，可按运动强度小，运动时间长的原则进行，在运动前后应进行5～10分钟较轻松而有节奏的准备活动和放松活动，使心率变化适应运动强度的变化，这样可避免运动后出现不适反应。

3.注意事项：如有下列现象您应立即停止您所进行的活动，原地休息最少15分钟。①胸痛或不适感；②出汗或气短与您的活动量不符；③头晕或虚弱不同寻常；④心悸（有心跳不规则感）。

（二）饮食

1.控制摄入总热量。主食每日350～400g，最多不要超过500g；晚饭的量宜少，少食甜食，每餐保持在八分饱即可。

2.合理安排饮食。饮食宜清淡，避免油腻饮食，控制饮食中总脂肪量及饱和脂肪酸的比例。烹调菜肴时，尽量减少肥肉、动物内脏及蛋类的摄入，增加不饱和脂肪酸含量较多的海鱼、豆类的摄入。可适当进食瘦肉、鸡肉、鱼肉。

3.饮食宜清淡、低盐。每天不超过3～5g为宜，提倡多吃新鲜蔬菜水果，以提高膳食中钾、钙及纤维素的含量，蔬菜中含有大量的果酸，果酸有降低胆固醇的作用。

4.减少饮食中总脂肪的摄取，减少饱和脂肪及胆固醇的摄入。血清胆固醇的正常值为5.2mmol/L，每增加0.6mmol/L，冠心病的发病相对危险度增加34%，防治高脂血症是预防冠心病的重要措施之一。

5.体重应维持在理想的范围。标准体重（kg）＝身高（cm）－105，体重指数（BMI）＝体重（kg）/（身高×身高）（m²），体重指数＞24为超重，＞30为肥胖。

6.戒烟、戒酒，不饮浓茶和浓咖啡。吸烟不但与冠心病的发生发展密切相关，而且是介入术后支架再狭窄的独立危险因素，由于吸烟时血液中一氧化碳浓度上升，血液携氧能力下降，血小板聚集，易患冠心病，故您必须戒烟。大量饮酒能引起肝硬化，影响肝功能，使脂肪代谢紊乱，加重动脉粥样硬化。

（三）服药

1.按照医嘱用药，以巩固冠心病介入治疗疗效，预防支架内血栓及再狭窄。每日口服波力维75mg，置入药物洗脱支架者服药疗程12个月以上；阿司匹林每日100mg，应终身服用，用药期间每月检测血常规。如果出现严重的过敏反应、白细胞减少或血栓性血小板减少性紫癜，应及时停药就诊。

2.观察术后用药的不良反应，如有无皮疹、出血倾向，肝、肾功能是否正常。

3.保持血压、血糖、血脂正常。

4.术后需服用波立维，每次75mg，每日1次，至少12个月，长期服用阿司匹林100mg，每日1次；尽量不拔牙，不做较大外科手术，必须时需向医师说明用药情况。

5.手术后不影响使用手机及海关安全检查，但如需磁共振检查，应向医师说明，选择是否接受上述检查。

（四）复查

1.定期到门诊复查，长期口服抗血小板药物（阿司匹林、硫酸氢氯吡格雷等）可能引起血细胞的下降，因此，定期抽血化验是必需的。

2.出院2周或1个月（遵从医嘱）到门诊复查1次，此后坚持每月门诊复查。

3.出现胸闷、胸痛等心前区不适症状立即就医。

4.复查时请携带《出院小结》。

5.建议所有介入治疗患者出院后定期复查，积极进行冠心病的二级预防。严格按医嘱用药。术后9～12个月冠状动脉造影随诊，以了解手术部位是否再狭窄或有新发生的血管狭窄现象。在门诊挂手术医师的号，复查即可。

（五）冠心病危险因素

告知患者引发冠心病的危险因素，并寻找该患者的危险因素有哪项，给予对症施护。

1.危险因素，包括高血压、高血糖、高血脂、超体重、久坐的生活方式、熬夜、吸烟及性别与年龄、A型性格、家族遗传。

2.危险因素的控制，要注意ABCDE 5个方面。A, Aspirin and Anti-angina therapy（阿司匹林与抗心绞痛治疗）；B, Beta-blocker and Blood pressure（β受体阻滞药与血压情况）；C, Cigarette and Cholesterol（吸烟与胆固醇）；D, Diet and Diabetes（饮食与糖尿病）；E, Education and Exercise（健康教育与运动）（详细资料，略）。

二、外科疾病患者身心并护临床路径示例

表3-11　骨关节炎全膝关节置换患者身心并护临床路径

时间	项目	护理措施		执行人	执行时间	备注
入院当日	入院接待	起立迎接患者，微笑问好		主管班护士	5分钟	参见下文附1
		核实信息，安排床位，录入信息，建住院病历，给予佩戴腕带，告知目的、意义及注意事项				
		为患者称体重、量身高，并录入系统				
		通知责任护士接收新患者				
		通知主管医生查看患者、开医嘱				
	入院处置	引领患者入病房，协助更换病员服，整理床单位		责任护士	10分钟	
		协助卫生整顿（指/趾甲、胡须）				
		给患者打一壶开水、安排好第1次用餐				
	入院介绍	介绍病区环境：护士站、治疗室、换药室、医师办公室、会诊室、污物间、开水间、标本存放处、垃圾放置等		责任护士	10分钟	参见下文附2
		介绍相关设施：病床床挡、床头桌餐板、呼叫器、厕所、空调等使用方法介绍				
		讲解住院规章制度（包括《宣教书》相关内容）：作息时间、陪护探视制度、病房管理制度、门禁管理、卫生要求等，请患者或家属在《住院告知书》和《医患廉洁责任卡》上签字，存入病历				参见下文附3
		告知准备住院物品				
		介绍科主任、护士长、主管医师、责任护士				
	护理评估	一般情况评估	测量生命体征（体温、脉搏、呼吸、血压）	责任护士	15分钟	参见下文附4
			询问病史：包括主诉、现病史、既往史、基础疾病情况及服药情况、过敏史等；遵医嘱告知停止服用阿司匹林、华法林等药物			
			营养评估，如有异常请营养科会诊			
		专科评估	专科查体：包括患肢感觉运动功能、末梢血供、肿胀情况等			
		自理评估	生活自理情况评估			
		心理评估	评估有无紧张、焦虑、抑郁，以及性格特点，采取不同沟通方式			
		疼痛评估	使用0~10数字评分法，建立疼痛评估记录表			
		风险评估	评估压疮、跌倒、导管滑脱、液体外渗及其他意外等，必要时建立预报表或报告表，给予相应护理措施			

续表

时间	项目	护理措施	执行人	执行时间	备注
入院当日	安全管理	告知防止坠床、烫伤、跌倒等注意事项；禁止私自外出等	责任护士	5分钟	
		按等级护理要求，指导患者活动范围			
	执行医嘱	遵医嘱完成各项治疗	责任护士	5分钟	
		讲解各种用药、检查、检验注意事项			
		根据患者病情、认知能力、活动程度等，安排外送或家属陪同前往检查			
		告知标本留取方法			
	饮食护理	针对基础疾病情况（如高血压、冠心病等：低盐、低脂、低糖饮食；糖尿病：无糖饮食，按医嘱热卡计算进食）及检查需要，告知饮食种类及注意事项	责任护士	5分钟	
		协助进餐			
	健康教育	进行相关疾病知识的宣教		5分钟	
待手术日	基础护理	按等级护理要求完成基础护理项目，给予生活照顾	夜班、责任护士	5分钟	
	执行医嘱	完成各项医嘱及相关治疗		10分钟	
	留取标本	晨起6：00抽血：血型、血常规、肝肾功能、电解质、C反应蛋白、血凝4项、术前8项、血沉等	夜班护士	5分钟	
		指导留取尿、粪常规			
		特殊标本留取：如24小时尿蛋白定量、葡萄糖耐量试验等			
		观察结果，针对异常报告及处理	责任护士	5分钟	
		与患者沟通检验结果			
	检查指导	常规：心电图、胸部X线片、双下肢全长X线片、双下肢站立位正侧位，双下肢血管B超、超声心动等	主管班护士	5分钟	参见下文附5
		告知检查的时间、地点、意义及注意事项			
		关注异常检查结果，报告主管医师	责任护士	5分钟	
		与患者沟通检验结果			
	饮食护理	针对手术、检查需求，以及异常检验结果（如贫血：补血补铁；低钾：补钾食物等），给予饮食指导	责任护士	5分钟	
		协助进餐			

续表

时间	项目	护理措施	执行人	执行时间	备注
待手术日	用药指导	针对基础疾病情况：降压、降糖、降脂	责任护士	5分钟	
		异常检查、检验结果：低钾、泌尿系感染等			
	指导备自体血	讲解意义、告知注意事项（大量喝水、使用轮椅、防虚脱、防感冒）	责任护士	5分钟	参见下文附6
		常规静脉补液（如乳酸钠林格注射液），指导饮食（补血补铁）			
	护理评估	对入院评估异常情况进行处理，根据患者情况动态评估	责任护士	5分钟	
		评价各项护理措施的效果			
	健康教育	针对患者个体情况及检查结果，开展疾病、饮食、用药等指导		5分钟	
术前1日	基础护理	按等级护理要求完成基础护理项目，给予生活照顾	夜班、责任护士	5分钟	
	执行医嘱	完成各项医嘱及相关治疗		5分钟	
	术前准备	进行皮试、备皮、配血、肠道准备，检查手术侧肢体标记情况	责任护士	20分钟	参见下文附7
		告知准备患者助行器，根据个人自愿准备小便器、下肢过伸垫及沙袋			
		提示家属：手术同意书及麻醉同意书签字、补交手术费用			
	术前指导	告知卫生要求等			
		指导床上练习大小便；深呼吸、有效咳嗽；借助助行器/双拐下地行走			
		指导术后需要掌握的双下肢锻炼方法：踝泵运动、股四头肌静力收缩训练、直腿抬高运动等			参见下文附8
	饮食护理	告知饮食要求，禁食水时间			
		协助进餐			
	护理评估	主要评估患者心理状态、睡眠情况，有无紧张、焦虑、失眠			
		评价各项护理措施的效果（尤其是术前宣教掌握情况）			
	健康教育	根据护理评估结果，开展疾病、饮食、用药、锻炼等指导		5分钟	

时间	项目	护理措施	执行人	执行时间	备注
术日	基础护理	按等级护理要求完成基础护理项目，给予生活照顾	夜班、责任护士	5分钟	
	执行医嘱	完成各项医嘱及相关治疗		5分钟	
	去手术室前	测体温、脉搏、血压；血糖（必要时）	大夜班护士	5分钟	参见下文附9
		检查患者准备情况（禁食水、卫生、腕带、肢体标记、穿着、排尿等）	责任护士	10分钟	
		执行术前针医嘱，送上温馨祝福的话语			
		准备病历、影像资料、术中用药，与手术室护士交接，填写手术患者交接单			
	接手术	按麻醉方式准备麻醉床	责任护士	5分钟	
		将患者从手术室车上移至病床		10分钟	
		与手术室护士、麻醉师交接（术中情况、皮肤、敷料、管道、各类医疗文件等）			
		给予吸氧、心电监测、摆放体位、固定各类管道			
		给予使用抗血栓梯度压力袜、持续冰袋冷敷切口		5分钟	参见下文附10
	病情观察	观察患者意识、生命体征、氧饱和度、尿量		每小时1次	参见下文附11
		患肢感觉运动功能、末梢血供			
		查看敷料、各类管道情况			
		观察并发症			
		观察给药效果			
	术后宣教	告知液体、镇痛泵、监护仪、引流管、体位、活动、大小便、进食要求及注意事项		5分钟	参见下文附12
		功能锻炼指导：指导踝泵运动、股四头肌静力收缩训练、抬臀、双下肢被动按摩、深呼吸及有效咳嗽			参见下文附8
	饮食护理	告知饮食要求，进食水时间		5分钟	
		协助进餐			
	护理评估	完成各项护理评估，重点心理状态、疼痛、压疮、坠床、导管滑脱、液体外渗等风险		5分钟	
		评价各项护理措施的效果（尤其是术后宣教掌握情况）			
	健康教育	根据护理评估结果，开展疾病、饮食、用药、锻炼等指导		5分钟	

续表

时间	项目	护理措施	执行人	执行时间	备注
术后第1～2日	基础护理	按等级护理要求完成基础护理项目，给予生活照顾	夜班、责任护士	5分钟	
	执行医嘱	完成各项医嘱及相关治疗		10分钟	
	病情观察	观察生命体征、专科情况（敷料、患肢感觉运动功能、肿胀情况、末梢血供、皮下淤血等）、异常检验及检查结果，发现异常及时报告	责任护士	30分钟	参见下文附11
		观察并发症，发现异常及时报告			
		观察给药效果			
	术后指导	指导卧位、活动（含安全教育：防跌倒宣教）、大小便训练		5分钟	
		功能锻炼指导：除术日内容外，进行膝关节伸直及屈曲训练，以及练习床边坐位、站立位			参见下文附8、附13
	饮食护理	给予饮食指导		5分钟	
		协助进餐			
	安全管理	重点告知防直立性低血压、防跌倒注意事项		5分钟	
		按等级护理要求，指导患者活动范围			
	护理评估	完成各项护理评估，重点心理状态、疼痛、跌倒风险等		5分钟	
		评价各项护理措施的效果（尤其是术后指导掌握情况）			
	健康教育	根据护理评估结果，开展疾病、饮食、用药、锻炼等指导		5分钟	
术后恢复日	基础护理	按等级护理要求完成基础护理项目，协助生活照顾	夜班、责任护士	5分钟	
	执行医嘱	完成各项医嘱及相关治疗		10分钟	
	护理评估	观察有无红肿热痛等		10分钟	
		关注检验、检查结果，有无贫血、感染、下肢静脉血栓发生			
		完成各项护理评估，重点心理状态、疼痛、睡眠、跌倒风险等			
		评价各项护理措施的效果（尤其是功能锻炼指导掌握情况）			
	功能锻炼指导	术后第2～7天：前2日功能锻炼加直腿抬高训练及借助助行器下地行走训练	责任护士	5分钟	参见下文附13、附14
	饮食护理	根据检验结果、排便情况，指导进食补血补铁、高蛋白、粗纤维食物		5分钟	
		协助进餐			

续表

时间	项目	护理措施	执行人	执行时间	备注
术后恢复日	安全管理	强调防跌倒注意事项		5分钟	
	健康教育	根据护理评估结果，开展疾病、饮食、用药、锻炼等指导		5分钟	
出院前日	基础护理	按等级护理要求完成基础护理项目，协助生活照顾	夜班、责任护士	5分钟	
	执行医嘱	完成各项医嘱及相关治疗		5分钟	
	护理评估	完成各项护理评估，给予相应指导	责任护士	5分钟	
		继续评价各项护理措施的效果			
	饮食护理	根据检验结果，给予饮食指导		5分钟	
		协助进餐			
	健康教育	告知日常生活注意事项		5分钟	
	出院手续指导	指导如何办理出院结算手续	责任护士	5分钟	参见下文附15
		指导如何复印病历			
		告知出院带药取药的地点；药物的作用、服用方法及注意事项			
	出院宣教	告知专科注意事项、功能锻炼指导等	责任护士	5分钟	参见下文附16
		告知何时复查/拆线			
	征求意见	发放科室护理工作意见调查表，征求意见	责任护士护士长	5分钟	
		优秀医护人员人选推荐	护士长		
出院日	执行医嘱	执行当日医嘱，完成相关治疗	主管班护士	5分钟	
	整理病历	整理出院病历			
	核实手续	查看出院手续办理情况、出院带药是否领取			
	效果评价	询问患者出院后注意事项是否掌握，评价效果，强化出院后注意事项	责任护士	5分钟	
	离院	欢送患者	护士长		

【附1：入院接待及处置相关要求】

1.新入院患者到护士站时，主管班护士面带微笑，起立迎接，向患者问好，接待新患者。

2.主管班护士安排床位、录入信息时，应先核对住院单上患者的基本信息与护士工作站"新入栏"里的患者信息是否相符，并与本人核对，再遵照《护士工作站操作规定》录入，同时根据科室患者收治分配的管理规定，录入相应的主管医师。

3.主管班护士根据患者情况，在护士站协助患者称体重、量身高（专科需求），并读出准确数值。对行动不便者应搀扶进行，防止跌倒。

4.给患者佩戴腕带，告知腕带的作用（身份识别，协助查对）及佩戴要求（不能擅自取下，出院时由护士给予摘除）。

5.主管班护士通知责任护士接收新患者，帮患者拿用物，引导患者入病房。

6.主管班护士通知主管医师查看患者、开医嘱（包括各项检查及化验），建住院病历。医嘱处理根据《护士工作站操作规定》进行。

7.责任护士要给患者备一壶开水，水杯倒上水，放在患者易拿到的地方（注意勿烫伤）。

8.责任护士根据患者情况及需求安排好患者的第1顿饭。

9.主管班护士根据患者病情、认知能力、活动程度等，安排外送人员陪同前往检查。

【附2：病区环境及病房设施设备介绍】

1.病区环境介绍

（1）护士站：是护士办公的地方，如果有事需要帮忙，可以来这里找护士。

（2）会诊室：是术前谈话、签字的地方，无安排不得入内，室内物品不要随意翻动。

（3）工作人员休息区：家属不得入内。

（4）医生办公室：是医师办公的地方，无医师通知请不要随意进入，不得翻动医疗文件。

（5）治疗室：是护士进行治疗准备的地方，患者及家属禁止入内。

（6）换药室：如需切口换药，请随医师入内进行治疗，患者及家属不得私自进入。

（7）病区大门：实行门禁管理，非探视时间大门关闭。门右侧设有门铃，进入时请按门铃。

（8）开水间：内置开水器、洗漱池、微波炉、生活垃圾桶。开水器显示红灯表示加热、黄灯表示注水、绿灯表示水开，显示绿灯时可使用。微波炉门上贴有使用说明，请按规定正确使用。吃剩的饭菜先倒入垃圾桶内再洗刷，以免饭菜堵塞下水道。

（9）污物间：内置生活垃圾桶（黑色）、医疗垃圾桶（黄色）、公共卫生间（内有蹲式便器）、脏被服车、标本存放架。倾倒垃圾时患者及家属一定要分清楚，换药后的纱布、敷料及沾有血迹的尿布请扔到医疗垃圾桶，生活中产生的垃圾扔到生活垃圾桶。公共卫生间可供家属使用。脏病员服请放入污染被服车里。留取尿便标本时请将留置后的标本容器放在标本存放架子上，非晨间留取的标本请到护士站告知护士。

2.病房设施设备介绍

（1）床头桌统一放在床头右侧，里边可以放一些日用品及餐具，床头桌里设有餐板，使用时平着拉出，上面不要放重的物品，使用后及时推回。科室提供一个热水瓶，其余生活用品自己携带。

（2）病床两侧备有床挡，如需使用时用力握住床尾侧扶手轻轻提起至90°，听到"咔"一声响时表示已固定，放下时按住床尾紫色按钮。床下只允许放一双常穿的鞋，脸盆放在床底架子上。床尾设有固定架，外出检查需要推床时，用足背轻轻将固定架抬起，固定时用足踩下即可。床尾还设有摇床使用的手柄，摇左侧手柄可升降床头，摇右侧手柄可升降床尾。

（3）床头设有设备带，用于各种治疗使用，患者及家属禁止触碰使用，包括手机充电，如需充电请用墙壁上的插座。

（4）床头有呼叫器，如有事需要帮助时可轻轻按响手柄上的按钮，护士会通过呼叫系统应答，请对着手柄说话。

（5）每个病房有一个餐桌或餐板可供使用。

（6）窗台下有与床号相对应的壁柜，里面可以放衣物及日常用品。请按床号使用。

（7）每个病房内均设有卫生间，灯开关及排风扇开关在门口一侧，内有统一坐便式马桶，边上有扶手及报警器，如有突发情况请按红色紧急按钮，护士会立即前来。卫生间里可以洗澡，24小时热水供应。

（8）病房内设有中央空调，开关显示屏在门口。右侧是开关按钮，左侧是风速调节钮，上下按钮为温度调节钮。病房灯电源开关也位于病房门口处，按标识使用。还有厅灯开关按钮在门口一侧。门口的消防报警声音调节器，请不要随意调节。

（9）病房内配有电视机，附有遥控器1个。电视机一侧贴有"电视机使用规定"，请按规定使用。另一侧贴有"防跌倒注意事项"，请仔细阅读并掌握。遥控器内装有电池，如没电不能使用，请与护士联系给予更换。

【附3：住院管理要求】

1.上午为医护人员查房、治疗时间，如无预约检查请不要离开病房。

2.住院期间，请着病员服；协助保持病区卫生，不要乱扔废弃物。

3.因病室设有氧气装置，病房和病区严禁吸烟。

4.住院期间请准备日常生活洗漱用品（脸盆、毛巾、牙刷、拖鞋、卫生纸、饭盆等）。请勿携带贵重物品，注意妥善保管好自己的财物。

5.请遵医嘱进食医院的食品，以保证饮食卫生和营养。订餐员每日9：00、15：00到病房为您订次日3餐。开饭时间：早餐7：00，午餐11：00，晚餐17：00，三餐由订餐员送到病区。

6.开水间24小时供应开水，使用时注意勿烫伤、滑倒。

7.禁止陪护、家属在病房洗澡、洗衣服。

8.住院期间不得擅自外出，否则院外发生的一切问题后果自负。

9.未经允许不要进入医生办公室、治疗室、换药室。不得擅自翻阅病历及各种医疗文书。

10.上午治疗时间、中午及晚上休息时间不得打开电视，注意不要影响同病房患者休息。

11.病区开水间内设有微波炉，请使用专用器皿加热熟食，禁止加工生食。使用时间：6：30～7：30，11：00～12：30，17：00～18：30，其他时间请不要使用。

12.病区实行门禁管理，探视时间为每日14：00～17：00。

13.70岁以上老年人、12岁以下儿童及生活不能自理的患者遵医嘱可以留一名陪护，其他禁止陪护；活动不便者，护士会协助打水、打饭；如需陪护可到护士站，找护士打电话联系我院正规的陪护公司，如找私陪护（黑陪护），发生任何问题后果自负。陪护22：00后，才可使用医院统一配备的陪护椅休息，日间只可当座椅使用（陪护椅统一配锁管理，早6：30前专人锁，晚21：30专人开锁）。陪护禁止坐卧病床、串病房、扎堆聊天等。

14.住院期间一律不得离开医院，否则值班护士将逐级报告并做好记录，病区将按有关规定进行处理。

15.您必须着病员服，按时作息，在诊疗时间内不得擅自离开病房，不得互串病房，非探视时间不会客。

16.请保持病房内整齐安静及床单位的整洁，注意个人卫生。住院期间可携带必需的生活用品，其他物品不得带入病房。您的床头桌最多放3样物品，请摆放整齐，其余物品用完后请随时放回原处，床下请勿放杂物，贵重物品请您随身携带以免丢失。

17.如果您对为自己安排的检查、治疗、护理有疑问时，可以向医护人员询问，护士会耐心解释，征得您同意后实施，如您拒绝治疗，请签名。

18.住院期间如您需要帮助，请按呼叫器与护士联系。

19.为防止您跌倒，请按照分级护理管理要求进行活动。病情变化时，请暂停室内外活动，卧床休息。室外散步请向值班护士说明去向及散步所需时间。请勿穿拖鞋外出，行动不便请用手杖，走廊散步请靠边行走。外出检查请乘电梯上下，行动不便者由专人护送或陪伴同往。洗澡时必须有陪伴在旁，水温勿过热过凉，病情不稳定、饥饿或过饱时，请勿洗澡，防止意外发生。起床或起立时，动作请勿过大、过猛，穿衣尽量在床上或椅子上进行，切勿单腿站立穿衣裤。请勿进行自己力所不能及的活动。需要时请值班护士或陪伴人员予以协助。

20.为预防坠床跌倒，病床的一侧安放了床栏杆，特殊情况时两侧安放（如婴幼儿，尤其会翻身的婴儿；此外，还有神志不清、躁动者等），以保护患者的安全。老年及儿童患者和睡觉动作多的患者请将床挡抬起。

21.请您远离热水瓶、电热水壶、过热的食品等容易烫伤您的物品。

22.请您及家属不要随意进入医护办公室翻阅、转抄、复印病历及其他医疗文件，不得将病历带出院外。

23.病区内电话为内线办公用，是治疗、手术、急救联系的专用线路，请勿使用。

24.我院为无烟医院，为了您的健康请您不要在病房吸烟。

【附4：一般情况及专科情况评估】

1.先让患者休息15～30分钟，再测生命体征，防止测量值偏差。异常值及时复测并报告主管医师处理，护理记录及时记录。

2.掌握基础疾病情况（高血压、冠心病、糖尿病等）及平日服药情况，及时报告主管医师，开测血压、测血糖医嘱；询问活血化瘀类药品停药情况。

3.专科查体：肢体感觉运动功能情况、末梢血供、肿胀情况等，并注意与健侧对比。

4.对于有过敏史者，床头贴警示牌，病历夹上贴过敏标识牌，告知主管医生，详细在护理记录相关情况。

【附5：检查项目地点、意义、注意事项】　见表3-12。

表3-12　检查项目、地点、意义和注意事项

项目	地点	意义	注意事项
心电图	外科楼1层	反映心脏兴奋的电活动过程，了解心脏的基本功能及病理情况，对各种心律失常和传导阻滞进行明确诊断	检查前安静休息5分钟左右，不能在跑步、饱餐、食用冷饮或吸烟后进行，患者平卧，呼吸均匀，保持安静，禁止谈话；护士会提前发放检查单
胸部X线片	外科楼1层	检查快捷、简便，用于胸廓（包括肋骨、胸椎、软组织等），肺组织，纵隔，心脏等的疾病检查，现被列为常规体检项目之一	特殊人群包括婴幼儿、孕妇（尤其妊娠初期3个月内）做好防护；除检查者外，其他人员不宜在检查室内久留；检查者胸口口袋内勿放硬币、手机，颈部除去项链等饰品
双下肢全长X线	外科楼1层	特殊髋膝关节手术前的检查，了解双下肢长度、下肢力线，明确手术方案	患者接到检查单后到护士站拿标尺，检查时按指示呈站立位；医师或护士会通知时间和地点
双下肢正侧位	外科楼1层	明确膝关节病变程度及手术方案	带标尺、硬币，检查时尽可能处于站立位，注意标尺及硬币的放置位置（主管医师提前会标明具体放置位置）
双下肢血管B超	外科楼1层	了解双下肢静脉、动脉血管情况，检查有无静脉血栓的发生	检查在床旁或B超室进行，医师或护士会将检查单提前发放，患者按预约时间到达
超声心动	门诊大楼7层	能定性诊断各种心血管疾病，对心脏的形态、功能以及血流动力学状态做出定量评价，可用于测量血流方向，血流性质，血流速度，血流量及异常血流束的途径	嘱患者尽量空腹去检查，护士提前发放检查单，告知患者时间和地点
骨盆正侧位	外科楼1层	了解骨盆有无畸形、创伤、先天及后天的异常；了解髋关节及骶髂关节是否对称、髋臼覆盖情况、关节间隙等	护士提前发放检查单到患者手中，特殊要求时医师会嘱患者检查前先排空大小便。髋关节置换及股骨头坏死的患者大腿根内侧贴硬币，硬币到护士站拿。必要时嘱患者呈站立位

【附6：备自体血护理】

1.备自体血前　主管医师填写自体储血申请单（需患者签字）、联系输血科，并告知主管班护士。主管班护士接到输血科电话通知后，通知责任护士，责任护士告知患者以下注意事项。

（1）抽自体血前嘱患者喝红糖水或温开水400～500ml（有糖尿病的患者嘱其喝盐水或白开水），并在家属陪同下，携带自体储血申请单，推轮椅去输血科备自体血，患者不能独自前往。

（2）患者如无家属陪伴，电话告知输血科，患者抽完自体血后，请输血科电话通知病房，主管班护士派人推轮椅前往输血科接患者回科。

（3）在时间不冲突的情况下，尽量让患者把已预约的检查做完，再去备自体血。防止患者备自体血后身体虚弱，检查途中出现意外。

（4）告知患者抽完自体血后，当日不可洗澡，防发生虚脱、晕厥。

2.患者回病房后

（1）责任护士接患者，嘱患者卧床休息、减少活动，喝温开水或红糖水（糖尿病患者禁喝糖水），测脉搏，观察患者有无心慌、乏力等不适，必要时给予吸氧。

（2）检查穿刺处有无肿胀，如出现肿胀当日给予冰敷。

（3）饮食指导：嘱其多进食补血食物，如大枣、木耳、瘦肉、猪肝、乌鸡等。

（4）指导患者变换体位时，尤其坐起、站立时要缓慢，防止直立性低血压。如患者需如厕时，先下床在床边站立3～5分钟，无头晕等不适后，在家属陪同下如厕；如头晕等症状明显，应在床上排尿。尤其是进行血细胞分离储备的患者，抽血时间较长，容易虚脱。

（5）如当日还有未行的检查，主管班护士与主管医师沟通，在情况允许的前提下改日进行，防止备自体血后患者身体虚弱，检查途中出现意外。

（6）责任护士需再次强调当日不可洗澡，防发生虚脱、晕厥。

3.其他

（1）责任护士在护理记录里记录患者抽自体血情况，并交接班。

（2）责任护士在临时医嘱上签字（备自体血××ml）。

【附7：术前准备宣教】

1.术前准备

（1）根据医嘱做抗生素皮试、交叉配血。

（2）术前1天正常饮食，以清淡为主，术前禁食12小时，禁水8小时，避免在麻醉过程中出现呕吐、误吸而引起窒息或吸入性肺炎等意外。

（3）备皮：认真细致备皮，检查术区有无疖、痈、毛囊炎等皮肤破溃情况，严禁损伤皮肤。有脚气患者给予1∶5000高锰酸钾溶液泡足。

（4）洗澡，做六洁，男患者剃胡须，更换干净病员服。

（5）用物准备：大浴巾，助行器。根据个人需要准备小便器（带有刻度），肢体过伸垫及沙袋。

（6）术前1日晚遵医嘱进行肠道准备，关注排便情况。

（7）检查患侧肢体手术标记情况。

（8）术前禁烟，注意保暖，防止感冒、咳嗽、发热。

（9）术前1日请家属与医师联系，来医院签手术及麻醉同意书。

（10）心理护理：给予患者及家属讲解手术相关知识，消除其顾虑，取得配合。保证睡眠充足。

（11）手术当日患者晨起如有不适、感冒发热、女患者月经来潮等情况立即告知医师，重新安排手术日期；取下义齿、戒指、耳环、项链等交家属保管；去手术室前排空膀胱，遵医嘱注射术前针。

2.术前宣教

（1）告知患者手术名称及麻醉方法。

（2）注意休息，不要随便离院外出活动，避免交叉感染，以免延误手术期限。

（3）加强营养，注意保暖、避免受寒，戒烟、酒。吸烟的刺激会导致痰液增多，术中、术后易出现痰液堵塞气管，而发生致命的危险——窒息。

（4）训练深呼吸及有效咳嗽，术后会因麻醉刺激等因素，使呼吸道分泌物增加，如果痰液不能及时排出，会导致肺部并发症的发生。

（5）避免皮肤感染：①手术前，将要接受手术的肢体剃去毛发，可减少皮肤上的细菌；②避免刀伤或抓伤。

（6）治好体内其他感染病灶，如疖、痈、鼻窦炎、牙龈炎、手癣和脚癣等，防止术后血源性感染。

（7）训练床上排尿，以适应术后情况，减少术后发生尿潴留的发生，避免留置尿管。

（8）心理护理：给予患者及家属讲解手术相关知识，让其与术后恢复好的患者沟通交流，消除其顾虑，取得配合。保证睡眠充足。

3.手术当日

（1）患者晨起如有不适、感冒发热、女患者月经来潮等情况立即告知医师，重新安排手术日期。

（2）取下义齿、戒指、耳环、项链等交家属保管。

（3）去手术室前排空膀胱。

【附8：全膝置换术功能锻炼计划】 见表3-13。

表3-13 全膝置换术功能锻炼计划

术前指导	1.踝泵运动：指导患者足踝用力跖屈保持10秒（绷足），然后足踝背屈保持10秒（勾足），注意保持膝关节伸直。一次做3～5分钟，每日4次，每日200下以上 2.股四头肌静力性收缩锻炼：指导患者膝关节伸直紧贴床面，同时大腿肌肉绷紧保持10秒，每次20～30个，每日4次，共100下以上（以上锻炼，既可增加肌肉力量，又可促进下肢血液循环，防止下肢深静脉血栓） 3.直腿抬高练习：指导患者平卧或坐位，足尖朝上绷紧腿部肌肉，缓慢直腿抬高（膝关节不能屈曲），高度为足跟距离床面20cm为宜，保持5～10秒后放下，双腿交替练习，每次15～20个，每日4次 4.肺功能锻炼 （1）深呼吸训练：深吸气，屏住2～3秒，然后缓慢均匀呼出，每次10～20下，每日3～4次 （2）有效咳嗽：深吸气，屏住2～3秒，然后用力咳出，每次3～5下，每日3～4次 5.练习使用助行器站立及行走，调整好助行器高度，提前适应
手术当日	1.患者主动训练：继续踝泵运动、股四头肌训练 2.被动锻炼 （1）指导家属协助患者抬起患肢做小范围的屈伸活动 （2）指导患者健侧下肢屈曲踩床上，抬起臀部，同时家属给患者进行背部及臀部按摩 （3）指导家属给予从下到上挤压按摩双下肢 （4）以上训练每2小时1次，每次15分钟 3.肺功能锻炼：同术前指导
术后第1日	1.患者主动训练：继续踝泵运动、股四头肌训练 2.膝关节伸直训练：将枕头放于患肢脚下，将膝部悬空，指导患者伸直膝关节并用力往下压，保持10秒，每次练习15～30分钟，每日3～4次 3.膝关节屈曲练习：协助患者坐于床沿，双腿下垂于床边，缓慢屈曲膝关节90°，每次练习15～30分钟，每日3～4次。劳累时可适当休息
术后 第2～7日	1.直腿抬高练习：同术前指导 2.膝关节屈曲练习 （1）患者平卧位，双手抱住大腿使小腿往下垂 （2）患者坐位，将毛巾套在足踝处，拉住毛巾，使小腿前后往返伸屈 （3）患者坐于床边，将健侧足放于患肢足面上，用力逐渐往回收腿，帮助患肢屈曲 （4）以上按康复师的训练每天1～2次，每次20分钟。 3.扶助行器站立及行走：要求先床边坐起不头晕后再站立，穿平跟、软底、跟足的防滑鞋，同时家属陪同。每天3次，每次在房间行走1～2圈 4.开始练习下地行走时，禁止上厕所排尿、排便，防止晕厥、虚脱、跌倒骨折
术后 第7～14日	1.直腿抬高练习：同术前指导 2.膝关节屈曲练习：同术后第2～7日 3.扶助行器站立及行走：要求同前。可适当增加锻炼时间及次数，每日4～5次 4.单手扶走廊扶手行走：每次20m，每天2～3次。家属必须在旁陪同，防止跌倒等意外

【附9：手术患者交接流程】

1.手术室接手术患者流程，见图3-2。

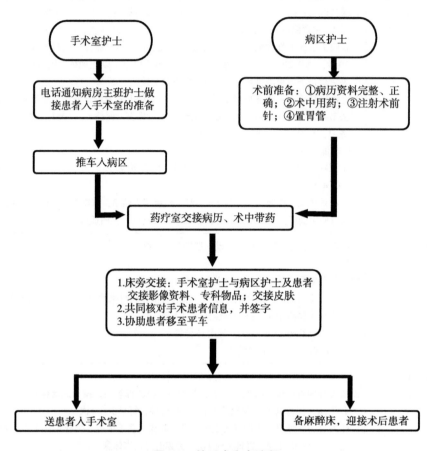

图3-2　接手术患者流程

注：①手术室：接台手术提前20～30分钟通知病房进行术前准备；②病区：术前准备齐全、患者做好手术标识

2.手术室送手术患者流程，见图3-3。

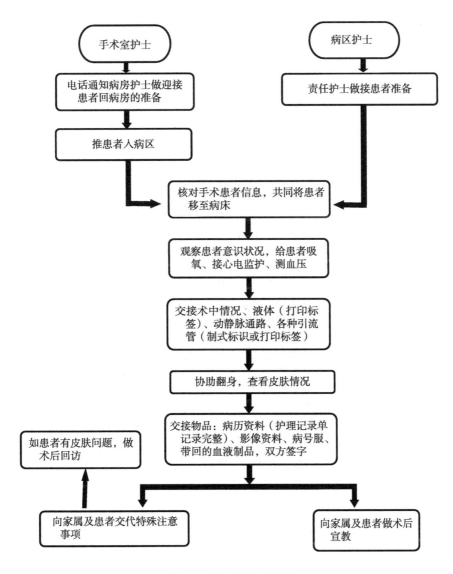

图3-3 送手术患者流程

3.手术患者交接单，见表3-14。

表3-14　手术患者交接单

<table>
<tr><td colspan="3">常规　　　　　　手术患者信息（巡回填写）</td></tr>
<tr><td colspan="3">手术间号（台）：_____ （　）病区：_____　姓名：_____　ID号：_____</td></tr>
<tr><td colspan="3">手术日期：_____　手术名称：_____</td></tr>
<tr><td colspan="3">入手术时间：_____　出手术时间：_____　通知家属：_____</td></tr>
<tr><td colspan="3">洗手/巡回：_____　　　出血量：_____ml</td></tr>
<tr><td colspan="3">特殊交班：_____</td></tr>
<tr>
<td>术前交接</td>
<td>术后交接（恢复室）</td>
<td>术后交接（病房）</td>
</tr>
<tr>
<td>

【交接时间】_____

【过敏史】　　有　　无
_____

【术前针】　　有　　无
【术中带药】　有　　无
_____

【手术标记】　有　　无
【导　　尿】　有　　无
【液　　体】　有　　无
【胃　　管】　有　　无
【活动、假牙】有　　无
【患者衣服】_____件
【影像资料】_____张
【皮　　肤】　好　异常
_____

【特殊物品】　有　　无
_____

护士签名：手术室_____
　　　　　　病房_____
特殊情况说明：
</td>
<td>

【交接时间】_____

【液　　体】　有　　无
标识　通畅　部位已查
【尿　　管】　有　　无
标识　通畅　部位已查
【引流管】　　有　　无
部位已查个数_____
【带回血液制品】有　　无
血　浆_____U
自体血_____ml
红细胞_____U
血小板_____U
冷沉淀_____U
【患者衣服】_____件
【影像资料】_____张
【皮　　肤】　好　异常
_____

【特殊物品】　有　　无
_____

护士签名：手术室_____
　　　　　　恢复室_____
特殊情况说明：
</td>
<td>

【交接时间】_____

【液　　体】　有　　无
标识　通畅　部位已查
【尿　　管】　有　　无
标识　通畅　部位已查
【引流管】　　有　　无
部位已查个数_____
【带回血液制品】有　　无
血　浆_____U
自体血_____ml
红细胞_____U
血小板_____U
冷沉淀_____U
【患者衣服】_____件
【影像资料】_____张
【皮　　肤】　好　异常
_____

【特殊物品】　有　　无
_____

护士签名：手术室_____
　　　　　　恢复室_____
　　　　　　病房_____
特殊情况说明：
</td>
</tr>
</table>

【附10：抗血栓梯度压力袜及冰袋的使用】

（一）抗血栓梯度压力袜使用方法及注意事项

1.如何帮患者穿压力袜

（1）协助患者取合适体位，脱去裤子，拿卷尺测量大腿根部周径、小腿最大周径及足踝部。

（2）选择合适的压力袜，检查袜子日期及型号，折开后再次检查压力袜质量。

（3）穿近侧腿。将手伸进袜筒抓住袜跟部位，将袜筒由内向外翻，一直翻至后跟，将两手拇指撑在内侧，四指抓住袜身，两手拇指向外撑紧袜子协助患者把足伸入袜内，示指与拇指协力把袜子拉向足踝部。

（4）将整个袜身拉过足后跟，并把袜跟置于正确的位置。

（5）将整个袜筒套至足踝部位以上后，把袜身沿腿的上部往回翻，向上拉伸至大腿部，三角缓冲带应保持于大腿内侧。

（6）穿好后，检查是否穿戴平整（足跟及大腿内侧位置正确），另一只袜子以同样的方式穿戴。

2.抗血栓梯度压力袜禁忌证

（1）任何可能受到抗血栓梯度压力袜不良影响的腿部情况，如皮炎、坏疽、静脉结扎（手术后即刻使用），最近接受过皮肤移植。

（2）严重的动脉硬化或血管缺血性疾病。

（3）有充血性心力衰竭引发的下肢大面积水肿，或肺水肿。

（4）下肢严重变形。

3.抗血栓梯度压力袜的清洗与保养

（1）勤剪手指甲、足趾甲，在干燥的季节可涂润肤油预防足部皮肤皲裂，避免刮伤抗血栓梯度压力袜。

（2）经常检查鞋内是否平整，防止杂物造成梯度压力袜的磨损，延长使用寿命。

（3）洗涤要用中性洗涤剂在（＜30℃）温水中水洗。

（4）晾晒时用手挤压或用干毛巾吸除多余的水分，于阴凉处晾干，勿置于阳光下或人工热源下晾晒或烘烤。

（5）更换抗血栓梯度压力袜时，脱压力袜时间不要超过30分钟。

（6）为保持有效压力，建议半年左右更换1次，如果同时两双或三双交替使用，可以延长压力袜的使用寿命。

4.预防深静脉血栓和肺栓塞的健康小提示

（1）做手术的患者，都属于发生深静脉血栓中高度危险的患者，请您一定要警惕深静脉血栓和肺栓塞的发生。

（2）术前配合医务人员对您进行的危险评估。

（3）术后尽早的下床活动，对预防深静脉血栓、恢复肠胃功能、避免肺炎发生等，有很大益处。

（4）术后不能及时下床活动的患者，应遵医嘱穿着抗血栓梯度压力袜，且主动活动双腿。请您配合机械预防和药物预防方法。

（5）术后如果发生腿部疼痛，肿胀等症状，请及时通知医务人员。

5.深静脉血栓形成好发因素

（1）40岁以上。

（2）外伤或手术。

（3）恶性肿瘤（是普通患者发生率的2～3倍）。

（4）长期卧床或制动。

（5）恶性肿瘤化疗患者。

（6）外科全身麻醉。

（7）既往有深静脉血栓和肺栓塞病史。

（8）肥胖。

（9）脑卒中患者。

（10）孕产妇或口服避孕药。

（11）中心静脉插管。

（12）静脉曲张。

（13）严重内科疾病：高血压、糖尿病、急性心肌梗死、动脉硬化等。

（二）冰袋使用方法及注意事项

1.冰敷作用：减轻患肢肿胀、减少伤口出血、减轻疼痛。

2.术后回病房，冰敷切口24小时；次日开始，功能锻炼完冰敷切口（每日4小时）。

3.使用后，将塞子打开，敞开冰袋口晾干保存。

【附11：术后护理】

1.术后一般护理

（1）膝关节置换出血较多，须密切监测生命体征，每30～60分钟记录1次，发生异常及时报告。密切观察切口敷料渗出情况，渗出较多时及时报告医师加压包扎或换药。

（2）每2小时倾倒尿液并记录尿量，每小时＜50ml报告主管医师。

（3）观察患肢末梢血供、感觉、运动功能及足背动脉搏动情况。

（4）预防下肢血栓：给予使用抗血栓梯度压力袜，麻醉恢复后指导患者行主动背伸、跖屈运动。

（5）患肢抬高，保持伸直中立位，并将腘窝悬空放置。

（6）指导患者抬臀，以防皮肤压疮。

（7）及时记录护理记录、准确记出入量。

（8）术后6小时可摇高床头坐起。要求动作轻柔，循序渐进，应加双侧床挡，陪护协助，防止头晕等不适。

（9）使用静脉镇痛泵者：教会患者及家属镇痛泵的使用方法，告知注意事项；如有恶心、呕吐，可暂时给予关闭，并观察有无好转。

（10）术后6小时后遵医嘱皮下注射抗凝药物；遵医嘱急查血常规，观察血红蛋白变化。

2.并发症的观察及护理

（1）低血容量性休克：指有效循环血容量锐减和组织灌注不足，从而引起微循环障碍、代谢改变及内脏器官的继发损伤。

（2）深静脉血栓：指导患者功能锻炼（踝泵运动、股四头肌锻炼），可行下肢向心性按摩，促进下肢静脉回流；遵医嘱给予应用预防性药物，加强疗效和不良反应的观察，如右旋糖酐-40、低分子肝素钠等；如发生下肢深静脉血栓，应绝对卧床，抬高患肢20～30cm，保持下肢功能位；注意患肢保暖，禁忌按摩或做剧烈运动，防止栓子脱落引起肺栓塞；给予溶栓抗凝药物，观察有无因药物引起自发性出血的可能，如牙龈出血、注射部位出血及手术切口出血等，同时监测凝血酶原时间、出凝血时间等。若患者出血胸痛、呼吸困难、咳嗽等，应立即给予吸氧，报告医师，避免搬动患者，警惕肺栓塞的发生。

（3）关节感染：感染率为1%～2%，一般发生在骨水泥与骨组织交界处，感染可来自血源性或手术感染。观察敷料渗血渗液情况，切口周围有无红肿热痛等炎性反应，体温、C反应蛋白、血沉等有无升高。及时报告医师。

（4）腓总神经损伤：观察患肢背伸、趾屈功能，按摩腓骨小头处皮肤；指导功能锻炼：踝泵运动（每日3次，每次20～30个）和股四头肌锻炼（每日3次，每次20～30个）。

（5）压疮：每2小时抬臀按摩1次；每班检查皮肤保持床单位清洁整齐，随脏随换；保持皮肤清洁，做好宣教，早晚协助陪护或家属温水擦洗；膝关节及足后跟垫软垫，保持功能位，防止足后跟皮肤受压。

【附12：术后宣教】

1.术后平卧6小时，如有恶心、呕吐，将头侧向一方防止误吸。

2.从手术室回病房根据医嘱进饮水，避免进食牛奶、豆浆等产气食物。

3.手术6小时后可摇高床头半卧位；次日可练习床边坐起。

4.手术当日及次日均需在床上排尿、排便，禁止如厕防跌倒。

5.患肢持续穿抗血栓梯度压力袜。

6.术后4～6小时使用冰袋冷敷切口，减少出血、减轻肿胀及疼痛。

7.抬高患肢，肢体恢复感觉后可进行踝泵功能锻炼，防止下肢深静脉血栓形成。

8.逐渐加强营养，进食补血、高蛋白食物，如乌鸡等；增加粗纤维食物，如芹菜、玉米、木耳等，防止便秘。

【附13：人工膝关节置换术后功能锻炼】

（一）膝关节置换手术后功能锻炼方法

膝关节置换术后功能锻炼非常重要，它关系到患者以后膝关节的功能和活动度，共有以下8种功能锻炼方法，见图3-4。

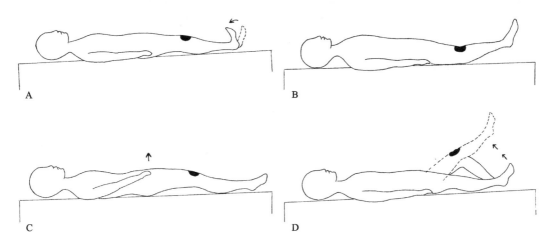

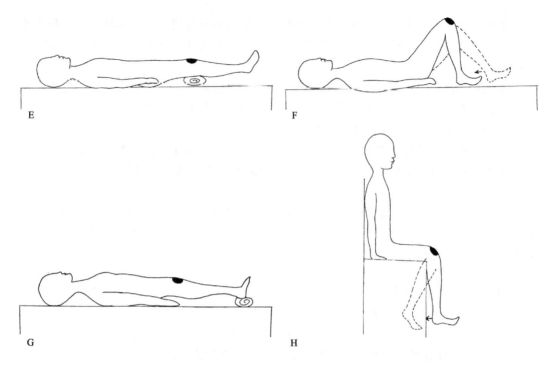

图3-4　术后功能锻炼方法

注：A.足部练习（踝泵运动）：背屈足部使脚趾向上指向头部方向，跖屈足部使足趾指向身体远端；麻醉恢复后开始。B.股四头肌练习：绷紧大腿肌肉，使膝后部贴紧床面，维持5～10秒钟；麻醉恢复后开始。C.臀肌练习：绷紧臀部肌肉，维持5～10秒钟；麻醉恢复后开始。D.直腿抬高练习：保持膝部伸直的情况下抬高患腿，维持5～10秒钟；引流管拔除后开始。E.放一枕头或卷成圆形的毛巾于患膝下，使膝轻微弯曲，然后尽量伸直膝部使足跟抬离床面，放松再重复；引流管拔除后开始。F.患侧足部贴在床上向臀部滑行，使患膝屈曲，然后返回原位；引流管拔除后开始。G.放一枕头于患侧足跟下，把膝部悬起或于膝部适当加压使膝伸直；引流管拔除后开始。H.患者取坐位，患足向坐椅下滑动，增加患膝屈曲；下地后开始

（二）注意事项

在医师指导下，功能锻炼应越早越好。活动锻炼时应以主动锻炼为主，被动活动器为辅。练习膝关节伸直与屈曲一样重要，甚至更加重要。早期活动时感到疼痛是正常的，不能因疼痛而不活动，否则会因错过最佳活动期（手术后1周之内）而影响膝关节功能。锻炼的频率和强度应遵医嘱执行。

（三）其他方面的康复训练

1.肺功能锻炼

（1）深呼吸：深吸一口气，屏气2～3秒，再缓慢均匀呼出，每次10～20下，每日3～4次。

（2）有效咳嗽：深吸气后用力咳嗽，同时指导家属按压切口两侧以减轻震动引起的切口疼痛，每次3～5下，每日3～4次。

（3）吹气球练习：每日3～4次。

（4）扩胸运动：徒手练习，每次15～30下，每日3～4次。

2.压疮的预防

（1）单膝置换：屈曲健侧下肢，用脚蹬床面，使臀部抬起离开床面，每2小时1次。

（2）双膝置换：以两肘关节及双肩为支点支撑身体，使臀部抬起离开床面，每2小时1次。

【附14：助行器的使用】

1.使用目的

（1）有助于膝关节置换术后早期功能锻炼，减少并发症。

（2）提高生活自理能力、改善生活质量。

（3）增强患者康复信心。

（4）节省人力资源，减轻照顾者的负担。

2.使用范围

（1）膝关节置换术后。

（2）下肢骨与关节病变。

（3）下肢肌力减弱。

3.使用方法　见步骤图。

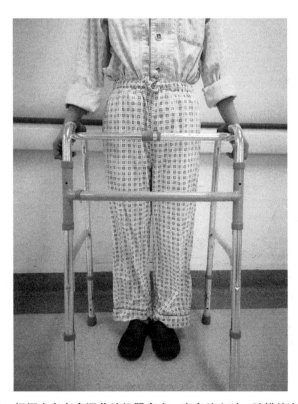

第一步：根据患者身高调节助行器高度，患者站立时，腕横纹在扶手处

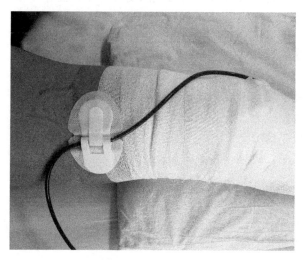

第二步：如有引流管给予夹闭固定，观察患者有无不适

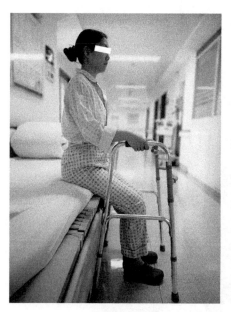

A.床边双手握住助行器

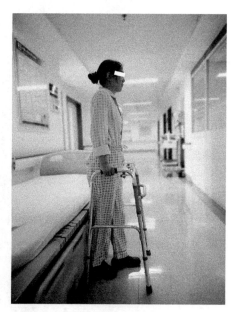

B.握住助行器起身

　　第三步：将助行器放于患者正前方，嘱患者双手握住助行器把手、臀部前移、双腿微曲、重心前倾，协助患者慢慢起身，站稳（图A、B）

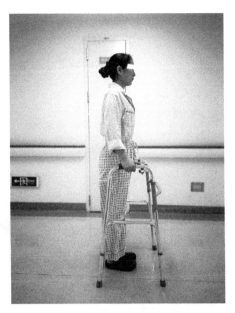

第四步：患者起立后，放松肩膀、双手紧握助行器两旁扶手、保持正确姿势

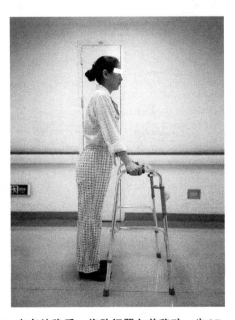

第五步：患者站稳后，将助行器向前移动一步25～30cm

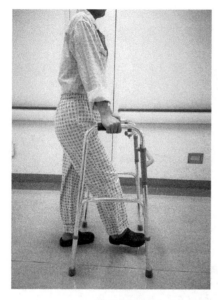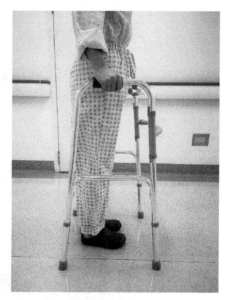

A.迈出半步   B.健肢与患肢平行

第六步：患肢抬高后迈出半步。双手臂伸直支撑身体，迈出的健肢与患肢平行（图A、B）

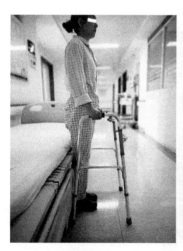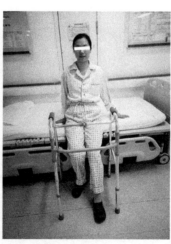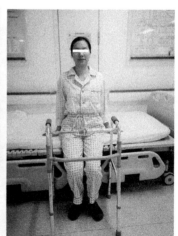

A.双腿接触床边   B.患侧手按住床边支撑   C.床边坐下

第七步：行走结束后，慢慢后移，直至双腿接触椅边或床边，患侧手按住椅边或床边，慢慢坐下（图A、B、C）

4.使用注意事项

（1）使用前，检查助行器的性能，以确保其安全性。

（2）保持地面干燥、走道通畅、穿着合适的鞋子。

（3）第1次下床使用时，应由医护人员进行指导，以免使用不当造成伤害。

（4）下床前应在床边端坐3～5分钟，以免直立性低血压导致跌倒。

（5）行走保持直立，步伐不宜太大。

（6）循序渐进地增加行走的活动量。

【附15：出院指导流程及相关规定（见图3-5）】

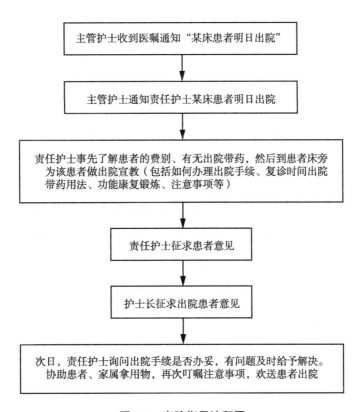

图3-5 出院指导流程图

【附16：膝关节置换术后出院指导】

1.医师会告之置换后的膝关节，在康复的不同时间段内最多可以屈曲多少度。

2.在关节功能恢复过程中，应避免跑步、跳跃、爬山等能够对膝关节造成冲击的活动。

3.在体力允许范围内尽可能多走，控制疼痛，可口服一些缓解疼痛的药物，疼痛与肿胀是正常的，但当这种不适感非常强烈的时候，可适当减少活动量或与您的经治医师取得联系。

4.在家时可以将足跟垫高，用沙袋（或盐袋）压于膝部帮助伸直膝关节，并按照指导坚持练习。

5.置换后的关节是人工的，会偶尔产生不适，且在膝关节手术切口瘢痕附近会有一些麻木感。

6.控制饮食，维持理想体重，以使您新的膝关节能够承受身体的重量，不应负荷过重。

7.其他需要注意的问题

（1）人工关节术后最严重的并发症是感染，出院后如出现以下症状应及时就医：①伤口渗液或有异味；②无其他原因体温超过38.0℃2天以上；③膝关节疼痛和红肿。

（2）出院后如需要做以下特殊检查，应该口服抗生素以避免关节发生感染：①膀胱镜检查、结肠镜检查或直肠镜检查；②包括牙齿清洗在内的口腔科操作；③各种外科手术；④插导尿管。

（3）身体任何部位发生感染，都需要与手术医师联系。

8.人工假体在通过飞机安全检验时会引发警报，您可以将出院诊断书出示给机场安检人员，以证明您的身上有金属关节。

9.扶助行器练习走路可持续4周左右时间，等待肌肉力量基本恢复正常后即可弃拐行走。抗血栓梯度压力袜应穿着至少28～35天，可根据个人情况延长使用。

10.常规术后2周拆线；术后1个月、3个月、6个月、1年来我院复查。1年之后，每年来我院复查1次。如果因路途遥远来我院复查困难，请在规定时间内将膝关节正侧位X线片、血常规、血沉和C反应蛋白结果寄回我院（需提前与主管医师联系）。

11.我科网址：www.关节网.com，欢迎访问；请关注您主管医师门诊时间，定时复查。

三、老年肺部疾病患者身心并护临床路径示例

表3-15　老年慢性阻塞性肺部疾病（COPD）患者身心并护临床路径

时间	项目	护理措施	执行人	执行时间	备注
入院当日	入院接待	起立迎接患者，微笑问好，确认患者入院信息	主管护士	5分钟	参见下文附1
		录入信息、建住院病历			
		通知责任护士接收新患者，通知值班医师查看患者			
		护士站测量患者体重后引领其入病房；介绍床单位，协助患者更衣、佩戴腕带，讲解腕带使用目的及意义	责任护士	5分钟	
	入院介绍	介绍病区、病房环境（护士站、治疗室、医生办、会诊室、污物间、开水间、标本存放处等）	责任护士	15分钟	参见下文附2
		讲解病房设施（病床床挡、床头桌餐板、呼叫器、厕所、空调、电视、淋浴等）使用方法			
		介绍住院规章制度（作息时间、陪护制度、探视制度、病房安全管理制度、垃圾分类、门禁管理、卫生要求及护理等级制度等）			
		讲解《住院须知》相关内容，并请患者或家属在《住院告知书》和《医患廉洁责任卡》上签字，存入病历			
		介绍住院所需物品			
		介绍科主任、护士长、主管医师、责任护士			

续表

时间	项目		护理措施	执行人	执行时间	备注
入院当日	入院处置		落实科室"入院五个一"规范：做一次系统的入院介绍；做一个全面的入院评估；打一壶开水；安排好一顿饭；打印一份执行单	责任护士	15分钟	
	护理评估	一般情况	测量生命体征（体温、脉搏、呼吸、血压）及氧饱和度，询问基础疾病、服药情况、过敏史及跌倒史等	责任护士	15分钟	
		专科情况	询问病史和主诉，专科查体，评估患者呼吸功能、咳痰能力、营养状况、呼吸困难程度、生活自理能力，痰液的颜色、性质及量并书写护理记录、			
		心理评估	使用心理评定量表，评估有无焦虑、抑郁及睡眠质量			
		疼痛评估	使用0～10数字评分法，评估疼痛			
		风险评估	评估跌倒风险、评估压疮风险及其他各种意外等，根据评估结果，建立预报表或报告表			
	饮食护理		根据医嘱指导患者订餐	责任护士	5分钟	参见下文附3
			协助进餐，摇高床头，少量多餐，减少用餐疲劳			
			进食后漱口，保持口腔清洁，增进食欲			
	安全管理		根据评估结果采取相应护理措施：加双床挡，专人陪护，协助如厕等			
	执行医嘱		给予氧气吸入，低流量持续给氧，告知吸氧的目的和注意事项	责任护士	15分钟	参见下文附4
			遵医嘱给予雾化吸入			
			建立静脉通路，遵医嘱给予抗炎、化痰、平喘药物			
			加强呼吸道护理，协助翻身叩背，鼓励患者咳痰，必要时吸痰			
			遵医嘱采集血标本			
	健康教育		向患者讲解当前治疗、用药情况，取得配合			
			讲解检查地点及注意事项			参见下文附5
			讲解检验标本的留取方法、时间、注意事项			
			教会患者正确的氧疗及雾化方法及注意事项	责任护士	15分钟	参见下文附6
			指导患者采取半卧位			
			进行饮食指导：进食高蛋白、高纤维素食物，同时避免过多的食用产气食物			
			告知患者或家属入院评估中危险因素及对策，进行护理安全指导			参见下文附7
			根据护理等级指导活动范围			

续表

时间	项目	护理措施	执行人	执行时间	备注
入院第2~3日	基础护理	按等级护理要求完成基础护理项目,给予生活照顾	责任护士	15分钟	
		取半卧位,抬高床头30°~40°,以利于呼吸和咳痰			
	护理评估	评估生命体征及活动耐力	责任护士	10分钟	
		评估患者意识、精神、心理、睡眠状况			
		评估静脉输液情况,评估有无静脉外渗风险			
		评估用药后的效果,有无新的不适主诉			
		动态评估患者呼吸困难,咳嗽、咳痰,痰液的颜色、性质及量状况、咳痰能力等			
		评估预防护理风险的措施是否落实			
		评估患者营养状况			
	饮食护理	协助进餐,详细记录出入量,异常时及时汇报医师	责任护士	5分钟	
	安全管理	根据动态评估结果采取相应护理措施并做好交班	责任护士	5分钟	
		妥善固定各种管道,做好管路护理			
	执行医嘱	执行慢性阻塞性肺疾病患者护理常规	责任护士	15分钟	
		遵医嘱给予氧疗,根据血气变化调节合适的吸氧方式和浓度			
		遵医嘱用药,观察治疗效果和药物反应			
		遵医嘱协助完成住院期间的胸部X线摄片、肺功能、气管镜等检查			参见下文附8
	留取标本	做好血气的采集,标记采集时的吸氧方式和浓度	责任护士	5分钟	
		常规留取尿、便标本,尿便异常时及时留取复查			
		正确留取痰标本,在抗生素应用之前留取,半小时内及时送检			
		与患者或家属沟通检验结果			
	健康教育	指导患者活动范围,活动量	责任护士	10分钟	
		指导患者进食高蛋白、高纤维素食物,避免产气食物			
		讲解治疗药物的注意事项			
		指导患者正确使用吸入剂			
		根据医嘱进行无创通气呼吸机使用宣教			参见下文附9

续表

时间	项目	护理措施	执行人	执行时间	备注
入院 第4~6 日	基础 护理	按等级护理要求完成基础护理项目，给予生活照顾	责任护士	10分钟	
	护理 评估	评估患者生命体征、意识、睡眠、精神心理状况	责任护士	5分钟	
		评估静脉输液情况，评估有无静脉外渗风险			
		评估用药后治疗效果，不适症状改善情况			
		评估风险措施的有效性			
	饮食 护理	协助进餐，详细记录出入量，异常时及时汇报医师	责任护士	5分钟	
	安全 管理	根据动态评估结果采取相应护理措施并做好交班	责任护士	5分钟	
		妥善固定各种管道，做好管路护理			
	健康 教育	指导患者合理饮食	责任护士	10分钟	参见下文 附10
		指导患者适当休息与运动			
		进行COPD相关知识宣教			
		讲解呼吸功能锻炼方法			
出院 前日	一般 护理	按等级护理要求完成基础护理工作	责任护士	10分钟	
		指导患者进行活动			
	饮食护 理	协助进餐，观察患者食欲	责任护士	5分钟	
	护理 评估	评估患者呼吸、咳痰、呼吸困难的改善程度	责任护士	5分钟	
		评估患者对治疗护理的满意程度			
		评估病患者对疾病、治疗和预后的了解程度			
	健康 教育	讲解休息与运动的注意事项	责任护士	5分钟	
		讲解呼吸功能锻炼的方法			
		讲解家庭氧疗的方法和注意事项			
		告知患者定期复查内容			
		告知患者出院后复查的时间、指征和方法			
	出院 手续 指导	告知办理出院手续的流程	责任护士	10分钟	
		告知办理复印病历手续流程			
		讲解出院带药的种类、作用及用药方法			
出院日	出院 指导	出院健康指导	责任护士	10分钟	参见下文 附11
	征求 意见	征求患者及家属意见	护士长	5分钟	
	送患者	欢送患者	护士长、 责任护士		
	整理 床单位	床单位终末消毒	责任护士	5分钟	

【附1：患者入院护理服务流程】

1.患者持住院单到病房，主管护士立即站起，双手接住院单，微笑迎接患者，核对腕带信息，戴腕带，并讲解佩戴腕带的目的和意义。热情帮助患者提物品（必要时搀扶），测体重。

2.责任护士送患者到病床，换病号服。为患者测脉搏、血压、体温，做入院介绍（主任、护士长、主管医师及责任护士、病区环境、订餐及打开水时间、规章制度、安全制度、贵重物品保管、传呼器的应用等）。

3.主管护士填写住院病历、住院一览表及床头卡。

4.完成一般状况、心理、疼痛、护理风险评估等。

5.通知医师查看患者，待医嘱出来后，立即给患者治疗，即刻医嘱15分钟内执行。

6.遵医嘱给患者订三餐，完成六洁（指、趾甲，胡须等）。

7.责任护士本班内完成首次护理记录，与患者进行有效的交流与沟通，了解其个性心理、生理状态与需求，实施针对性的护理。

8.护士长对白天入院患者在当天内、晚间入院的患者次日到患者床前问候并做自我介绍。

9.急诊送入病房抢救的患者，不需通过住院登记办理住院手续，由绿色通道人员及急诊科医护人员直接护送进入病房，其入院手续由家属或工作人员到住院处补办。

10.严格执行患者入院"五个一"服务，即打一壶开水；安排好一顿饭；一次系统的入院介绍；一次全面的入院评估；一份准确的执行单。

11.服务流程，参见图3-6。

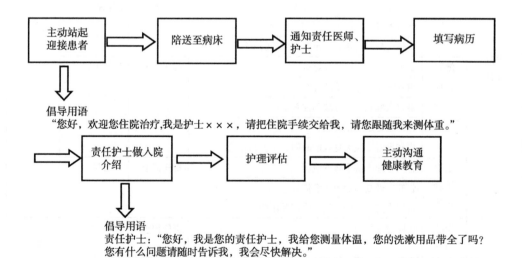

图3-6　入院护理服务流程

【附2：入院介绍】

先生（合适称谓）：

您好！我是某某，是您的责任护士。为了您能尽快熟悉住院环境、了解医院的规章制度，下面由我为您做入院介绍，参见图3-7。

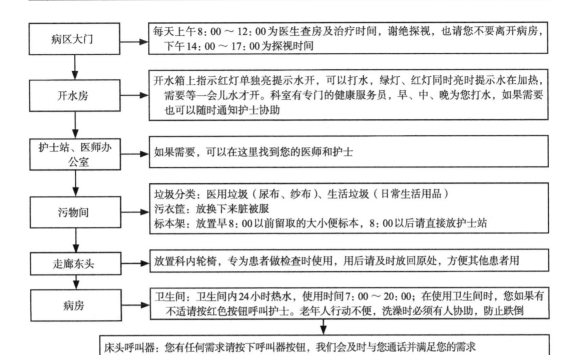

病区大门	→	每天上午8:00～12:00为医生查房及治疗时间,谢绝探视,也请您不要离开病房,下午14:00～17:00为探视时间
开水房	→	开水箱上指示红灯单独亮提示水开,可以打水,绿灯、红灯同时亮时提示水在加热,需要等一会儿水才开。科室有专门的健康服务员,早、中、晚为您打水,如果需要也可以随时通知护士协助
护士站、医师办公室	→	如果需要,可以在这里找到您的医师和护士
污物间	→	垃圾分类:医用垃圾(尿布、纱布)、生活垃圾(日常生活用品) 污衣筐:放换下来脏被服 标本架:放置早8:00以前留取的大小便标本,8:00以后请直接放护士站
走廊东头	→	放置科内轮椅,专为患者做检查时使用,用后请及时放回原处,方便其他患者用
病房	→	卫生间:卫生间内24小时热水,使用时间7:00～20:00;在使用卫生间时,您如果有不适请按红色按钮呼叫护士。老年人行动不便,洗澡时必须有人协助,防止跌倒

床头呼叫器:您有任何需求请按下呼叫器按钮,我们会及时与您通话并满足您的需求

病房设施:您的物品请按要求摆放,床头柜上放置暖壶,水杯,请将暖壶远离患者以免发生烫伤。床下托架上放置脸盆,拖鞋。换洗衣服放在您床号对应的壁柜中。现金和贵重物品请随身携带。住院期间要着病员服,病员服可根据您的需要找护士随时更换。陪护椅22:00可以打开,供陪护人员休息,晨6:00收起

订餐:我院实行患者选餐订餐制,餐费出院时统一结算,订餐员每日上午和下午到床前订餐,您可在医嘱的饮食种类中选餐。入院当日护士会告诉营养食堂帮您加餐,当您输液或行动不便有需要时,我们送饭到床头
开饭时间:早餐07:00、午餐11:00、晚餐17:00
作息时间:06:30起床,12:00～14:00午休,21:30熄灯

活动范围:住院期间,医生会按病情给您确定护理等级
　一级护理:需绝对卧床休息,下楼检查需要护士或外送人员陪同
　二级护理:可适当在本楼层活动
　三级护理:可在院内活动,但不允许出医院大门

陪护:70岁以上,生活不能自理及病重患者可根据医嘱留1名陪护,我们可以协助联系陪护公司

安全及规章制度:
1.病区不允许吸烟,为了您和他人健康,请您和家属不要在病区内吸烟
2.病房内床头治疗带电源为医用电源,不允许用来给手机或电脑充电,以免损害各种设备及仪器。这边墙壁电源可用作手机充电,但不允许接大功率电器,以保证病房用电安全
3.根据医嘱,每名患者只留1名陪护,陪护及探视家属请勿坐病床,请坐陪护椅上休息,也不允许在病房洗澡
4.没有陪护的老年人,健康服务员会为您3餐前打饭、打水,如果需要请随时按呼叫器,老年人请勿自行打开水
5.病房禁止使用热水袋、电热杯等,防止烫伤

图3-7 患者入院介绍

入院介绍的内容就是这些，不知道我介绍清楚了没有？《住院告知书》文字内容请您再看看，并在单子上签字。

住院期间如果您还有任何需要，请您随时联系我们，我们会为您及时解决。请先休息一下，我去通知您的主管医师来看您。

【附3：老年COPD患者饮食指导】

1.老年COPD患者的饮食，应以患者的康复状况、营养物质的补充和增加机体的抗病能力为原则。

2.总的原则是进食高热量、高维生素、高蛋白的易消化或半流质饮食。

3.对于老年COPD患者应注意饮水，防止便秘。但对并发肺源性心脏病尿少的老年患者，要限制钠、水摄入。每日钠盐＜3g，水＜1500ml，少食多餐。

4.同时多食用一些水果，不宜大量食用含脂肪丰富的饮食。

5.老年COPD患者可能会出现缺氧，能引起体内二氧化碳潴留，从而造成体内酸碱平衡失调、电解质紊乱，心肌缺氧又影响到神经系统（如多进食高维生素、粗纤维），及时补充一些含铁、钙丰富的食物（如动物内脏、动物血、虾皮、蛋黄及芝麻、豆类制品、茄子、菠菜等），以提高红细胞携氧能力。

6.适当增加含游离脂肪酸丰富的食物，如植物油和鱼类食品，减少钠盐的摄入，以免引起水、钠潴留。

7.避免进食含糖量高的食物，以免引起痰液黏稠。

8.增进患者食欲，保持口腔清洁，进餐前适当休息，避免不良刺激。经常变换食谱，提供色、香、味、形俱全的饮食。提供舒适的进餐环境，餐后避免平卧，采用半卧位休息。

【附4：氧疗指导】

1.什么是氧疗？

大气中氧气的浓度是21%，在正常情况下，这种氧浓度完全可以满足生命的需要，但是在异常的情况下，需要吸入高于21%的氧气以满足需要，甚至有些患者需要吸入100%的纯氧。具体需要吸入的氧浓度，需要通过检查才能知道，应该在医师的指导下进行。这种需要吸入高于21%的大气氧浓度的治疗称为氧疗。

2.吸氧会成瘾吗？

正确使用不会对机体有害，即便是长期氧疗也不存在成瘾之说。

3.吸氧越多越好吗？

医学上不同疾病吸不同浓度的氧是有具体要求的，要根据具体病情来定。对于COPD的老年患者，医师建议您需要持续低流量吸氧。

4.哪些患者需要在家中长期氧疗？

（1）动脉血氧分压≤55mmHg或血氧饱和度≤88%。

（2）动脉血氧分压为55～60mmHg或血氧饱和度＜89%，并有肺动脉高压或心力衰竭、红细胞增多症。

5.长期氧疗者注意事项有哪些？

（1）每天累计吸氧时间不少于8小时，最好在15小时以上。

（2）每分钟流量一般为1～2L，不宜过高或过低。

（3）经常检查鼻导管是否通畅，患者痰量多时要定期清洗导管。

（4）用鼻导管吸氧时要注意不能张口呼吸，否则影响吸氧浓度，同时会感到口干舌燥。

（5）要注意气道的湿化，定期进行血气分析检查。

【附5：各项检查地点、注意事项】　见表3-16。

表3-16　检查项目、地点及注意事项

项目	地点	注意事项
PET	核医学科（医疗广场地下1层）	1.禁食3～4小时，不禁水，晨起可食鸡蛋，不能吃甜食 2.患者半个月内未行钡剂检查 3.检查前输液中不含葡萄糖
ECT	核医学科（医疗广场地下1层）	骨扫描：无特殊要求，按照预约时间，各种原因取消检查提前1天通知核医学科 肺灌注扫描：无特殊要求，按照预约时间 甲状腺碘-131试验：禁食水
胸部X线片	放射科（门诊地下1层）	禁止带金属物件，如钥匙和电极片等
磁共振	增强核磁室（门诊地下1层）	1.禁止带金属物件，如钥匙和电极片，体内装有心脏起搏器，支架，钢板钢钉的患者禁止做此项检查 2.检查前2小时禁食水，按照约定时间到检查科室
	普通核磁室（门诊地下1层）	禁止带金属物件，如钥匙和电极片，体内装有心脏起搏器，支架，钢板钢钉患者禁做
螺旋CT	增强CT室（医疗广场地下2层）	1.增强CT患者在检查前1日请医师提前开出检查用药（如碘比醇） 2.检查前4小时禁食、水 3.冠状动脉CT造影前后48小时内停服二甲双胍药物 4.禁止带金属物件，如钥匙和电极片等
	普通CT室（门诊地下1层）	1.禁止带金属物件，如钥匙和电极片等 2.做腹部及盆腔CT扫描的患者，请提前准备500ml矿泉水。其余无特殊要求
心电图、超声心动、24小时动态心电图、24小时动态血压	心电图室（医疗广场地下1层）	1.避免在剧烈活动后做心脏方面检查 2.动态心电图和动态血压要持续24小时佩戴检测装置
B超	B超室（南楼2层）	肝胆胰脾：空腹禁食、水 泌尿系统、妇科：喝水憋尿 胸腔、甲状腺、淋巴结等：无特殊要求
气管镜、肺功能	肺功能室（东楼1层肺功能室）	1.气管镜检查前4～6小时禁食、水，家属陪同，术后禁食、水2小时 2.肺功能激发试验和缓解试验检查前需停用各种支气管扩张剂（口服、雾化平喘药物） 3.普通肺功能检查无特殊要求

续表

项目	地点	注意事项
胃镜	胃肠镜室（北楼1层）	1.完成胃镜检查前必备检查项目 2.检查前1日由医师开好检查用药（西甲硅油和利多卡因胶浆），西甲硅油检查当天早上7：00口服30ml 3.检查前1日晚20：00后勿进食，22：00后勿进水，检查前需禁水10小时以上，检查当日早上禁药、禁食水 4.检查结束后1小时内禁食、水
肠镜	胃肠镜室（北楼1层）	1.检查前1日由医师开好检查用药（复方聚乙二醇电解质4袋、西甲硅油、利多卡因胶浆或盐酸奥布卡因凝胶） 2.检查前1日晚进流食，检查当日早上及中午禁食 3.做好肠道清洁准备，按医嘱前1日晚20：00将复方聚乙二醇电解质两袋＋2000ml（按此比例）温水溶解后服用，2小时内服完。检查日晨3：00同前方法再服2袋，5：00喝西甲硅油30ml，5：00后禁食水 4.观察排便情况，排便呈水样不含粪质为合格 5.肠道准备中，患者如出现虚脱、低血糖，及时报告医师给予补液

【附6：雾化吸入治疗】

1.什么是雾化吸入治疗？

雾化吸入治疗又称气溶胶吸入治疗，是将气雾或干粉状的药物，通过传送装置经患者的口或鼻吸入呼吸道，通过呼吸道上皮细胞吸收，产生药理作用，以达到局部治疗目的。

2.雾化治疗常用哪些药物？

（1）支气管扩张剂：如沙丁胺醇、异丙托溴铵、普米克令舒等。

（2）祛痰剂：如沐舒坦、生理盐水、水解痰液的糜蛋白酶等。

3.雾化吸入有哪些优点？

（1）快：作用部位直接、起效时间快。

（2）少：用药量少。

（3）好：不良反应小。

4.吸入时应注意什么？

雾化时间以15～20分钟为宜，雾化时保持坐位或坐卧位，根据患者选择吸嘴或面罩，正常呼吸。注意患者氧饱和度；出现心悸、头晕、手抖、心动过速时，立即报告医师，必要时停药。

5.吸入治疗后应注意什么？

吸入治疗后因为有一部分药物停留在口腔和咽部未进入到气管、支气管，时间长了容易引起口干、咽痛、声音嘶哑等症状。所以，雾化完毕后应立即用清水彻底漱口。漱口方法要得当，嘴中含一大口水，仰头使水在喉咙处"咕噜"几次，把水吐掉，重复几次。另外，在漱口后可以喝几口清水，也可以减少咽部不适症状的发生。

【附7：住院期间护理安全教育】

1.防跌倒。为防止跌倒，一级护理患者请暂停室内外活动，以卧床休息为主；请勿穿拖鞋外出；行动不便请用手杖；走廊散步请靠边走；裤角长度不超过足面；外出检查请乘电梯上下；行动不便者由专人护送或陪伴同往；洗澡时必须有陪伴在旁，水温勿过热、过凉；病情不稳定、饥饿或过饱时，请勿洗澡，防止意外发生；起床或起立时，动作请勿过大、过猛；穿衣尽量在床上或椅子上进行，切勿单腿站立穿衣裤；请勿进行自己力所不能及的活动，需要时请值班护士或陪伴人员予以协助。

2.防坠床。为预防坠床跌倒，病床的两侧安放了床栏杆，请随时将两侧床挡抬起，尤其是陪护人员不在位时。每个床头都有呼叫器，患者可随时呼叫医务人员，生活用物置于触手可及处。对躁动老年患者会适当使用约束带，防止陪护不在时自行起床造成坠床。

3.防烫伤。原则上不允许使用热水袋时，特殊情况需护士长同意，水温应 $<60℃$，外垫毛巾，病区不给患者提供输液瓶等灌热水使用，不允许使用电热宝。喝汤时水温要适宜，陪护人员先试温再给患者喝。老年人、行动不便者，不允许自己倒开水，建议床边常准备凉开水。热水洗足时，水温合适，不要太烫。躁动患者，会适当给予约束。老年人、行动不便者不能自己打开水，健康服务员每日3次负责给患者打开水送到床边，没有陪护需要特殊帮助的，责任护士会写黑板提示，满足患者生活需要。

4.其他跟安全相关的管理规定

（1）请遵守护理活动范围：①病重——严格卧床，下楼检查需医/护人员陪同。②一级护理——不允许下床活动，床头贴提示语。下楼检查需有人员陪同。③一级护理，可入厕——以卧床为主、可入厕，下楼检查需有人员陪同。④二级护理——可在病区内活动，可单独下楼检查。⑤三级护理——在医院内活动，不允许出医院大门。

（2）住院期间不允许请假外出，如有院外会诊等特殊情况，一律经主管医师同意并在请假单上签字方可离开院区；患者不允许在院外过夜，不假外出者按照自行出院处理。

（3）80岁以上的患者须留陪护1人，70岁以上患者酌情根据医嘱留陪护1人。

（4）加强对高危人群（年龄＞65岁者；有跌倒病史者；贫血或血压不稳者；意识障碍或失去定向感者；肢体功能障碍者；营养不良、虚弱、头晕者；步态不稳者；听力视力较差、缺少照顾者；服用利尿药、泻药、镇静催眠药、降压药者；孕妇；产妇；小儿）的关注，必要时加床挡，以防走失、坠床。定时翻身，防止压疮的发生。

【附8：肺功能检查指导】

1.什么是肺功能检查？

肺功能检查是一种用医学仪器来检测人体呼吸时呼吸道产生的气流速度和气流量，从而了解呼吸功能是否正常的检查技术。

2.为什么要做肺功能？

通过肺功能检查可以了解呼吸系统生理状态，明确肺功能障碍的机制和类型，以判定其病变程度，估计肺功能的储备，动态观察疾病的演变过程和健康状况。另外，肺功能检查还是外科手术前评估心肺功能的指标。

对于COPD患者，肺功能检查则是判断气流受限的主要客观指标，对COPD诊断、严重程度评价、疾病进展、预后及治疗反应等有重要意义。吸入支气管舒张剂后第1秒用力呼气容积占用力肺活量的百分比（FEV_1/FVC）＜70%及FEV_1＜80%预计值者，可确定为不完全可逆的气流受限。此为诊断COPD的金标准。

3.肺功能检查的目的有哪些？

（1）早期检出肺、呼吸道病变。

（2）鉴别呼吸困难的原因，判断气道阻塞的部位。

（3）评估肺部疾病的病情严重程度。

（4）评估外科手术耐受力及术后发生并发症的可能性。

（5）健康体检、劳动强度和耐受力的评估。

（6）危重患者的监护等。

4.哪些患者需要做肺功能检查？

（1）反复上呼吸道感染者：观察肺功能是否有损伤。

（2）有吸烟史及长期咳嗽：看小气道功能是否改变。

（3）季节性咳喘发作：看是否患有哮喘。

（4）慢性支气管炎定期复查：监控病程发展。

（5）胸部X线片异常：判断肺功能损害程度。

（6）间质性肺病的诊断。

（7）麻醉、外科手术的危险评估，以及术后恢复的预测。如做胸部手术的患者，手术前应做肺功能检查。

5.肺功能检查特点有哪些？

（1）肺功能检查是一种物理检查方法，对身体无任何损伤，无痛苦和不适。

（2）肺功能检查具有敏感度高、重复检测方便和患者易于接受等优点。

（3）与胸部X线片、CT等检查相比，肺功能检查更侧重于了解肺部的功能性变化，是呼吸系统疾病的重要检查手段。

6.肺功能检查表现有哪些？

呼吸系统疾病在肺功能检查中的表现主要如下。

（1）**阻塞性病变**：指由于各种因素造成呼吸道狭窄而出现气流受阻的改变，其中以哮喘最为明显。

（2）**限制性病变**：指肺部呼吸运动受到限制而出现肺通气量减少的改变，如肺气肿、胸膜炎及液气胸等，均有不同程度的肺通气量减少。

（3）**混合性病变**：指阻塞性和限制性病变二者兼而有之，如慢性阻塞性肺病及哮喘晚期、尘肺、小儿支气管肺炎等。

7.肺功能检查注意事项有哪些？

（1）肺功能检查前可以进食。

（2）检查前24小时内尽量不吸烟，以免影响结果。

（3）做支气管可逆试验或激发试验前12～24小时停口服止喘药（氨茶碱、茶碱缓释片、孟鲁司特钠），停用气雾剂（如异丙托溴铵、沙丁胺醇，布地奈德等）、喷雾剂（如思力华、舒利迭等），停止静脉输入茶碱类药物。

【附9：吸入剂使用方法 】

1.使用方法，以布地奈德福莫特罗吸入剂为例，见图3-8（1）～（4）。

（1）旋松保护盖并拔出，充分摇匀；握住瓶身，使旋柄在下方，垂直竖立，将底座旋柄朝一个方向尽量拧到底然后再转回到原来位置，当听到"咔嗒"一声时，表明1次剂量已经装好。

（2）头偏向一侧轻轻呼气，直到不再有空气可以从肺内呼出。

（3）将喷嘴放在齿间，用双唇包住吸嘴，用力深吸气，屏气5秒。

（4）缓慢吐气，用温水漱口，保持口腔清洁。

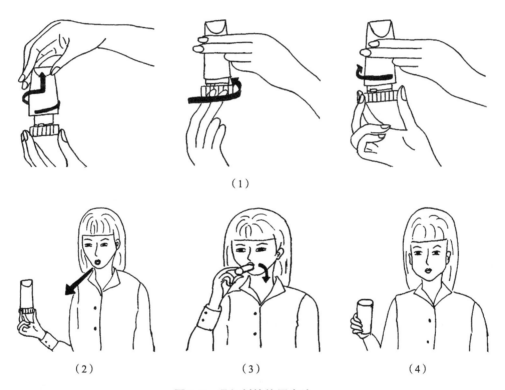

（1）

（2）　　　　　　（3）　　　　　　（4）

图3-8　吸入剂的使用方法

2.注意事项

（1）用完后旋紧盖子。

（2）请勿拆卸装置任何部分。

（3）定期（每周）用干纸巾擦拭吸嘴，严禁用水或其他液体擦拭吸嘴。

【附10：COPD健康知识 】

1.什么是COPD？

慢性阻塞病肺疾病（COPD）简称慢阻肺，是一种以持续气流受限为特征的肺部疾病，气流受限进行性发展，与气道和肺对有毒颗粒或气体的慢性炎性反应增强有关。所以COPD患者一定要戒烟。进行性发展的COPD与慢性支气管炎和肺气肿密切相关。

2.COPD发病原因有哪些？

发病原因主要有吸烟、职业性粉尘和化学物质、空气污染、感染。

3.COPD有什么症状吗？

（1）慢性咳嗽：随病情发展可终身不愈。常晨间咳嗽明显，夜间有阵咳或排痰。

（2）咳痰：一般为白色黏液或浆液性泡沫痰，偶可带血丝，清晨排痰较多。急性发作期痰量增多，可有脓性痰。

（3）气短或呼吸困难：早期在劳力时出现，后逐渐加重以致日常活动甚至休息时感到气短，是COPD的标志症状。

（4）喘息和胸闷。

（5）晚期患者体重下降、食欲缺乏。

4.如何预防COPD？

（1）病因预防：戒烟，避免有害粉尘、烟雾或气体的吸入，加强通风和个人保护，增加营养，养成良好的卫生习惯。

（2）三早预防：即早发现，早诊断，早治疗。

（3）临床预防：按照专科医师的建议，积极治疗。

5.呼吸功能锻炼的方法

（1）腹式呼吸：用一手按在上腹部，呼气时腹部尽量下沉，该手稍稍加压用力，进一步增高腹内压，迫使膈肌上抬。吸气时，上腹部对抗该手压力，将腹部徐徐隆起，每5分钟1次反复进行，立位、卧位同样进行训练。按此训练可以使膈肌活动范围增加，有效地增加通气量。

（2）缩唇呼吸：平静，通过鼻吸气，同时默数1，2，呼气时将嘴唇缩紧成口哨状，缓慢放松呼气，同时默数1，2，3，4。一次呼吸周期中吸呼比为1:2。每天最少卧、坐、立位3种姿势各练习5分钟，并逐渐尽可能多的练习。

【附11：老年COPD患者出院指导】

尊敬的患者及家属：

您好！

首先非常感谢您在住院期间对我们护理工作的支持与配合，在您即将出院之际，特此向您交代以下注意事项。

1.经常室内通风换气，保持空气清新，预防上呼吸道感染，避免剧烈咳嗽。

2.吹冷空气可能诱发支气管痉挛，建议您避免在寒冷、多风季节进行室外活动，在户外时最好佩戴口罩、围巾等以保护口腔及鼻子，注意保暖，防止受凉感冒，预防呼吸道感染。

3.加强肺通气量，改善呼吸功能，可进行呼吸功能锻炼。

4.饮食：加强营养，多食肉、蛋、蔬菜、水果，多饮水，忌辛辣刺激性食物如辣椒、大蒜、洋葱、胡椒粉、芥末等。忌油腻的食物如油炸、油煎、猪油、牛油、肥肉等；戒烟酒；忌生冷的食物如冰淇淋、冷瓜果、冷饮料等。

5.遵医嘱服药治疗。您的出院带药中有定量吸入药物，我们会教会您使用方法。请遵医嘱按时、按剂量正确使用并门诊随诊，症状好转时请在医师指导下调整药物，不能自己随意增减药物。

6.COPD康复护理口诀

室内空气保清新，开窗通气不能少。

外出活动看天气，口罩围巾保护好。

每天4次呼吸操，腹式缩唇要记牢。

营养丰富忌油冷，远离烟酒身体好。

坚持服药遵医嘱，吸入药物定量好。

7.如出现胸闷、喘憋、咳嗽加重、痰量增多时，请您及时就诊。

再次祝贺您康复出院！

四、门诊患者就诊标准化导诊路径示例

表3-17 门诊患者就诊标准化导诊路径

路径		导诊内容	备注
进入门诊大厅		导医接待患者	参见下文附1
		根据患者症状推荐适合的科室及专家或特色门诊、专病门诊，疑难杂症患者推荐多学科联合会诊	
		指导患者查看两侧导医台的墙壁上，相关专家简介一览表及出诊时间表	
		指导患者到挂号收费大厅	
挂号	军人患者挂号方式	持军人保障卡到门诊楼4层军人诊区挂号就诊；主治医师接诊不能给予明确诊断时，可推荐本科室相应专家接诊	
	地方患者挂号方式	持本人证件到人工窗口挂当日全天的号别	参见下文附2
		患者本人、他人、医保患者可选择预约挂号方式：网上预约、电话预约、APP预约、微医预约、微信公众号、四大银行卡（工、农、建、中）预约、医院内自助挂号机预约	
		特需门诊：门诊楼10层特需门诊挂号窗口可挂当天号	
就诊前		查看楼层简介：各科室及功能检查区域的相应位置	参见下文附3
		持号条到指定楼层位置相应专病诊区候诊	参见下文附4
		自助刷号机刷号报到	
		听广播叫号后进入二次候诊区域相应诊室门口等候就诊	
		患者整理相关疾病资料	
就诊中		根据医生问诊，陈述病情，并提供相关检查资料	参见下文附5
		与接诊医师友好沟通，不清楚的事项随时提问	
		就诊过程中，不要接听和拨打电话	
		医师根据病情开具相关检查申请单、住院申请单	
就诊后	交费地点	各楼层服务岛均设有挂号收费窗口和自助挂号缴费机，一层大厅自助打印发票	
	交费方式	人工挂号收费窗口均可以完成现金或刷卡交费及打印发票	
		自助缴费机：全费患者准备银行卡，北京医保患者需准备银行卡和医保卡，扫描单据右上角条码录入，再次确认信息，留取交费凭证	
		全费患者可通过微信公众号直接交费	

续表

路径		导诊内容	备注
就诊后	检验流程	化验单左侧标有标本名称：如静脉血、尿、粪等，按化验项目查楼层分布图，到相应楼层做检验	参见下文附6
	检查预约流程	持检查单到相应位置预约检查时间，根据检查科室要求签知情同意书	参见下文附7
		建议所有检查先预约、后交费	
	住院流程	持医师开具的住院申请单交到门诊2层住院管理科，等候通知办理住院手续	
	取药	取药地址：西药取药地址为门诊楼一层大厅东南角、军人药房地址为4层B区、中药取药地址为门诊楼8层B区南侧	
		取药单依次扫入取药刷号机，核对屏幕显示患者姓名及单据张数，根据提示找到相应大厅等候取药	
		听广播找到对应的窗口，核对药物名称及数量	
	复诊	复诊、看结果的患者均需要重新挂号	

【附1：导医接待流程】

1.导医员主动起立迎接，面带微笑询问："您好，请问您需要什么帮助吗？""请问您是哪里不舒服，有什么症状？"

2.导医员根据患者主诉或以往就诊资料，"根据您的症状，建议您挂×××专科，×××专家。"

（1）"您如果是初次就诊的患者，不一定先挂专家号，可先到普通门诊就诊，普通门诊多数由高年资主治医师以上人员出诊。把专科相关检查做完，待结果出来后，如需进一步明确诊断治疗，您可再挂专家号。"

（2）"您如果是复诊或需进一步明确诊断的患者，可根据专家出诊时间提前预约挂号，并携带以往诊疗资料。"

（3）"您如果是多次就诊仍无法明确诊断的患者，可到门诊8层预约多学科联合会诊就医。"

多学科联合会诊中心位于门诊8层，针对病情复杂疑难患者，现已开展胃肠肿瘤、肝胆胰肿瘤、肺癌、乳腺癌、消化身心疾病、头晕耳鸣、脑血管病、神经肌肉病等多种专病多学科联合会诊，每种专病每周固定半天时间，多名专家同时接诊1位患者。

指引患者到挂号收费科挂号："请您携带身份证、医保卡、银行卡到1层B区挂号大厅挂号或到相应诊区楼层的服务岛挂号。如果您有不清楚的地方，可随时到导医台咨询，祝您早日康复。"

【附2：地方患者挂号须知】

1.人工窗口挂号　当日就医，可持本人有效证件到人工窗口挂当日的号。

2.预约挂号

（1）登录北京挂号网（www.bjguahao.gov.cn）、拨打电话010-114，可挂28天内号源。

（2）登录挂号网（www.guahao.com）、拨打电话95169，可挂15天内号源。

（3）使用工、农、中、建银行网银或客服电话，下载手机银行就医挂号APP，或在当地工、农、中、建银行网点自助机，都可以预约14天内号源。

（4）扫描微信二维码，关注建行微医，可按照微信内指导预约15天内号源。

（5）持患者本人中国银行、工商银行、建设银行、农业银行信用卡，使用门诊大厅分布的自助机挂号机预约挂号，医保患者选用医保自助机挂号。

（6）网上下载解放军总医院（301）官方微信公众号，可预约15天之内号源和缴费、北京医保患者不可预约当日号源。

3.取号方式

（1）就诊当日通过网络、电话预约挂号的患者携带患者身份证、银行卡（银联标志）到全费一卡通自助机预约取号，北京医保患者携带医保卡、本人银行卡到医保自助机预约取号。电子号条可直接刷号就诊。

（2）预约取号时间：预约当日上午号于上午9：30以前取号；预约当日下午号于下午15：00前取号；预约当日夜间诊号于19：00以前取号。

【附3：楼层分布简介】

B1层：放射诊断科，可做磁共振、CT、X线、放射造影检查；门诊输液室。

1层：设有挂号交费大厅、门诊药房、导医咨询服务台、医保手续办理窗口及银行等。

2层：设有妇产科、小儿内科和小儿外科、儿保科、简易门诊、综合内科、住院办理处。

3层：设有临床检验科、生化科、微生物科、输血科。

4层：专设军人诊疗区域。

5、6、7层：为综合诊区，医院将学科病种相近的科室安排在同一诊区内，便于患者就诊和专家会诊。5层，包括骨科和风湿科、消化内科、普通外科和肝胆外科、疼痛科、消化内镜中心及门诊综合治疗区。6层，包括泌尿外科和肾病科；肿瘤中心，包括肿瘤内科、胃肠、肝胆胰肿瘤外科；介入放射科、介入超声科、放疗科、肿瘤生物治疗诊区；超声诊断科、激光医学科。7层，包括呼吸内科和胸外科、神经内科和神经外科、心血管内科、心血管外科和血管外科、内分泌科和血液病科、医学心理科。

8层：为传统医学中心，包括中医科、针灸科、康复医学中心，为方便患者综合诊疗，骨科普通诊室设在康复医学诊区内。康复医学中心诊区内包括：体疗康复、理疗、营养、高压氧等诊区、多学科联合会诊中心、老年防跌倒联合会诊及认知障碍门诊。

9层：皮肤科、眼科、整形修复科，血液净化中心。

10层：耳鼻咽喉头颈外科、特需门诊和远程会诊中心。

11层：设有口腔科。

【附4：就诊前相关提示】

1.挂号引导员协助患者取号成功后，告知患者"请您按照挂号条上指定的楼层位置，到相应的专病诊区等候就医"。

2.患者进入专病诊区后，巡诊护士指导患者"请您持号条到自助刷号机上刷号报到，屏幕上显示您的姓名即为报到成功，然后请您坐在大厅耐心等候叫号就诊"。

3. 对老年患者、行动不便者，巡诊护士协助刷号报到，安抚患者"您好，请您不要着急，我来帮助您刷号，刷号成功，请您坐在大厅耐心等候叫号就诊"。

4. 当患者咨询目前等候就诊人数时，告知"您在等待过程中，可随时到自助刷号机上查询目前实时候诊人数"。

5. 巡诊护士巡察诊区情况，告知患者及家属以下内容：①请候诊厅内等候的患者及家属，保持大厅安静，共同维护诊区良好诊疗秩序，同时可以浏览诊区内电子显示屏上的就诊流程提示及健康宣教内容；②请在候诊的过程中，提前整理好您的化验结果、检查资料和病历并提供以往用药情况等；③请在候诊的过程中，看管好您的贵重物品，以防丢失。特别提醒您远离医托、号贩子，谨防上当受骗。

【附5：就诊中相关提示】

1. 患者进入诊室后，巡诊护士可协助医师问诊："您好，请问您哪里不舒服，请您出示相关检查报告"，巡诊护士按照检查结果的先后顺序整理好交给医师，并协助医师为患者测量血压、辅助查体。

2. 就诊过程中，巡诊护士有义务提示患者不做与诊疗无关的事情："您好，请您到外面接听和拨打电话，以免影响诊疗效果"。

3. 专家根据病情开具相关检查申请单、住院申请单后，巡诊护士告知患者及家属相关检查流程："您好，各类检查申请单都标注有明确的检查位置，请仔细查看。也可向各楼层导医员与分诊护士咨询"。

4. 巡诊护士维持诊室内"一医一患"良好的就诊秩序，"请您由一位家属陪同进入诊室就诊"，"为了保证其他患者隐私，请没叫到号的患者在诊室外候诊"。

【附6：相关检验流程】

1. 静脉采血。请到设在门诊楼3、5、7层的采血岛。进入采血岛后请您分诊取号等候，听广播到相应的窗口抽血，请您保存好领取化验单凭证。按领取时间到各楼层自助化验结果查询机打印，或3层人工窗口打印报告单，也可通过微信公众号查询90天以内的化验结果。

2. 尿、粪常规、末梢血化验检查。请直接到3层C区临床检验科检验。痰液标本化验直接到3层B区微生物科检验。工作日上午8：00～17：00，节假日上午8：00～11：30取标本盒，留取标本送往相应检验科室，下午请到急诊化验室检验。请您保存好领取化验单凭证。按领取时间到各楼层自助化验结果查询机，或3层人工窗口打印报告单，也可通过微信公众号查询90天以内的化验结果。

3. 精液检查。请直接到3层C区检验科领取标本盒，工作日11：00之前送往检验科室检验，请您保存好领取化验单凭证。按领取的时间到各楼层自助化验结果查询机，或3层人工窗口打印报告单，也可通过微信公众号查询90天以内的化验结果。

【附7：相关检查流程】

1. 就诊后专家开具的检查单右上角都标有明确的检查位置，首先到相应检查室预约时间，根据要求签知情同意书后交费。

2.检查当日，携带交费后的检查单，到检查大厅等待叫号检查。

3.磁共振、CT、X线检查位于B1层，放射检查1小时后，持患者门诊条形码在相应检查区域自助打印影像片。3～5个工作日后到分诊台取检查报告单，也可通过微信公众号查询90天以内的检查结果。

4.胃肠镜检查位于5层，检查当日携带相关检查检验结果及麻醉评估单到胃镜室分诊后坐大厅内等待叫号，检查完毕后等待检查报告，病理结果报告单7个工作日之后到分诊台领取，也可通过微信公众号查询90天以内的检查结果。

5.肌内注射、腰椎穿刺、骨穿刺和创面治疗的患者，请携带治疗单、医嘱单、药品到门诊5层C区综合治疗室划价交费后治疗。

6.超声检查位于6层，医师开具检查单后先预约后交费，于检查当日携带超声检查单，按照检查要求，到相应的检查室刷号报到，听广播叫号，检查完毕后到超声诊断区自助打印机处打印超声检查报告单，也可通过微信公众号查询90天以内的检查结果。

7.心电图等心功能检查、肺功能检查室、神经功能检查均位于7层，先预约后交费，按照预约时间到相应检查室检查，按规定时间领取报告。

8.眼科、耳鼻喉、口腔分别位于9层、10层、11层，专科检查在相应诊区内进行预约检查。

9.取药地点有3个：门诊药房位于门诊楼1层，军人药房位于门诊楼4层，中药房位于门诊楼8层。请扫描处方上方的条形码，在大厅内等候叫号取药。

第4章

身心并护实践案例

身心并护是医学模式转变的产物，是解放军总医院护理智慧的结晶，更是总医院临床护理实践的总结。多年来，临床护理人员积极应对护理难题，在实践中不断提高专科护理技术和心理护理技能，积极探索先进护理方法，取得了良好效果。以下是结合临床护理工作实践，总结的身心并护典型案例。

案例1：合理情绪治疗在脑卒中患者身心并护工作中的应用

【概述】

合理情绪治疗（rational-emotive therapy，RET）是20世纪50年代由阿尔伯特·艾利斯（Albert ellis）在美国创立的。合理情绪治疗的基本理论主要为ABC理论，它的理论要点是：情绪不是由某一诱发性事件本身所引起的，而是由经历了这一事件的个体对这一事件的解释和评价所引起的。当人们坚持某些不合理的信念，长期处于不良的情绪状态之中时，最终将会导致情绪障碍的产生。不合理的信念有3个特征：绝对化的要求、过分概括化和糟糕至极。在信息化飞速发展的时代，人们所面临来自工作、学习、社会、家庭、人际关系等层面的压力逐步增加，对于自身健康的关注度与日俱增，同时对于医疗机构的期望值则过高，不能客观接受疾病对自身所造成的不可逆的损伤，产生质疑、焦虑、抑郁情绪障碍，社会适应不良，进一步可能引发医疗护理纠纷。内科疾病具有起病急骤、进展迅速、患者自觉症状明显等特点，且病程较长、身体会存在不可逆转的病理变化，不能完全康复。病情起伏，疗效不显著，患者需要长期治疗和护理。疾病所造成的组织器官的器质性改变已基本修复，进入功能康复阶段后，可能留有后遗症、失用性残疾等。

【病例回顾及特点分析】

患者，男性，50岁，回族，已婚，空军航天专业高级工作人员。因出现左侧肢体无力，中度中枢性面舌瘫2天，收入院。入院后经诊断，确诊为脑栓塞。入院后接受营养神经、改善脑循环及康复功能训练等治疗。既往有高血压、心房颤动病史。

患者既往有高血压、心房颤动病史3年，没有自觉不适症状，未接受任何系统、规范治疗，此次入院后脑磁共振检查提示有多处陈旧性腔隙性梗死，均系心房颤动引发栓子脱落所致。入院后对于长期抗凝治疗方案的必要性缺乏正确的认识、对于神经系统功能恢复的程度与进程不满意，出现焦虑、恐惧、情绪低落、思维迟钝、主动性语言减少、烦躁等症状，遵医依从性差。患者系航天专业高级工程师，一直参与完成国家航天工作，并承担空军学院相关专业授课任务。由于职业特殊性的要求，患者具有思维缜密、精准、严谨、追求"零"失误的心理、行为定势，要求为其提供医疗护理服务的工作人员应该具备严谨、细致、专业、敬业的职业素养，医院提供的治疗方案应达到全面、系统、连续、有效的标准。

【护理评估】

针对此病例，责任组进行分析讨论，在全面分析该患者生理心理状态后，认为该患者此次护理的重点与难点问题主要体现在以下3个方面。

1.基础病程长，没有自觉不适症状，未接受任何系统、规范治疗。对脑卒中三级防护知识及长期抗凝治疗缺乏正确认识。由于职业习惯养成的原因，希望医务人员能够以严谨、细致、专业的职业素养，提供系统、全面、连续及效果显著的治疗措施。护理的重点是通过有效的沟通技巧，建立信任的护患关系。使用系统的健康教育方式，帮助患者对于自身的健康状况、疾病的起因、诊治、康复及转归进行全面系统的解读，提高治疗依从性。

2.查体左侧肢体肌力3级，中度中枢性面舌瘫，伸舌右偏，患者担心会影响未来的生活质量和职业发展。护理的重点是全面评估患者的肢体功能及中枢性面瘫程度，采用药物治疗的同时，启动系统康复训练程序，帮助患者尽早恢复功能。

3.患者遭遇疾病这一不良生活事件后，产生了外在形象被改变后，就再也无法登上讲台、不能继续工作、丧失基本社会职能等一系列不合理信念，患者心理测验结果为中度焦虑、轻度抑郁。护理的重点是帮助患者建立正常的认知观念，增强其社会适应能力。正确认识疾病与治疗的关系，提高治愈疾病的信心，提高遵医依从性，使患者正常、愉快地生活，顺利完成治疗，提高生活质量。

【身心并护方案】

1.制订"个体化护理"方案，建立信任关系　首先组成了由责任护士、经治医师、营养师、康复训练师及家属为主要成员的康复训练小组，责任护士作为主要联络人员，制订各级人员的职责与工作范围。其次实施"私人订制"交班制度：将患者的个人喜好、饮食习惯、过敏史、肌力评估、肢体功能位摆放、家属关系情况及交流时的语言禁忌等特殊注意事项分类登记，建立个性化护理档案（表4-1）。各班人员落实书面交接，特殊情况例如检查项目安排、化验结果回报等签名核实。再次联系营养室，配制可口的回民膳食，并使用具有伊斯兰风格的餐饮用具盛放食品。与家属合作，在病室内播放患者喜爱的本民族音乐和影视作品。责任护士更为全面地了解患者的情况，充分尊重患者的宗教信仰，营造积极社会支持氛围，满足个性需求，提供更为细致、得体的护理服务，赢得患者的充分信任，为进一步的主动治疗奠定基础。

2.采用"信息化宣教"，开展体验教育　为了让患者更为全面系统地了解疾病的预防、治疗及自我保健方法，医务人员在使用图示个体教育的基础上，将脑卒中预防、治疗及抗凝药物的自我监测项目等相关内容拍摄并剪辑成微电影，借助于病区平板电脑宣教系统，以更为形象、直观、可反复播放的形式进行宣教（图4-1）。患者左侧肢体肌力3级，经评估具有跌倒风险，护理人员在床头悬挂预防跌倒警示标识，为了使其更好地掌握自我保护的技能，与家人共同观看预防跌倒安全教育短片后，运用"危险模拟"的体验教育，帮助患者寻找不安全的行为方式，并指导正确的行为如体位变化、辅助用具的使用、安全如厕等（图4-2）。

表4-1　个性化护理档案

项目	具体内容
家庭成员	妻子、儿子，家庭成员关系和睦。家属要求对患者单位人员不谈及病情，帮助限制探视人员
称呼	陈教授/陈老师
肢体情况	左侧肌力3级，左侧肩下摆放软枕，上肢开始握力及外展训练，下肢采用单桥及双桥训练
饮食习惯	回民饮食，喜面食
喜好	喜好阅读历史书籍，收听轻音乐
特殊要求	休养服3号，出汗多，每日更换

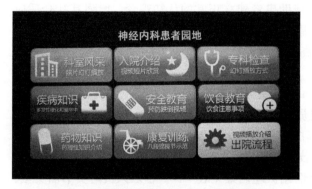

图4-1　科室制作的患者健康教育视频资料

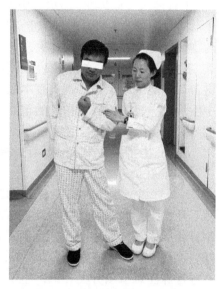

图4-2　"危险模拟"体验教育

3. 实施"系统化训练"，严把康复时机　全面评估患者的肌力、肌张力、中枢性面瘫程度，在病情稳定24～72小时后开始主动性康复治疗训练护理。肢体按照卧位—坐位—站位—行走的流程康复训练（图4-3）。通过向心性加压缠绕法、冷热交替法及主动和被动运动等方法预防卒中早期并发症。中枢性面瘫，按照舌肌—口唇—鼓腮—发声的流程训练（图4-4）。

4. 开展"合理情绪治疗"，建立正常认知　患者对于神经系统功能恢复的程度与进程不满意，担心会影响未来的生活质量和职业发展，出现情绪低落、少言寡语、焦虑、食欲缺乏、睡眠困难、自我评价低等状况，结合心理测验结果，诊断为一般心理问题。由护理人员与患者协商后，采用"合理情绪治疗"进行心理疏导咨询治疗。通过帮助患

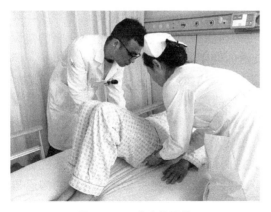

图4-3 下肢功能锻炼

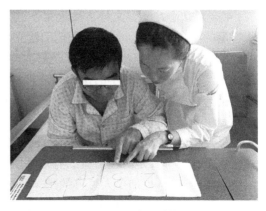

图4-4 认知训练

者设立行为目标、情绪目标、认知目标，并采用与不合理信念辩论的方法，帮助患者认清其信念的不合理性，进而放弃这些不合理的信念，重新构建合理信念。

5. "情景再现体验"，重塑"职业自信" 中枢性面瘫的恢复是一个漫长的过程，有的患者可能存在面肌只能部分恢复功能的情况。根据患者是讲师这一社会角色，护士为其开设了一场角色认领的情景体验。由患者担任指导老师，护理人员担任学生角色。学生准备一个短小的课程演示，通过指导老师对于学生授课效果的点评及指导，帮助患者重塑职业自信。在这个互动体验的过程中，鼓励患者亲属与学生共同承担患者的社会支持系统，通过鼓励、肯定等方式帮助患者巩固疾病恢复期中建立的有关重新恢复职业能力的合理信念。

【效果评价】

1. 周到护理服务，创建信任护患关系 个体化交班实施后，责任护士对患者的情况有了全面了解，从对患者的称呼到个人物品的摆放皆尊重患者意愿。在使用伊斯兰风格的餐饮用具，将可口的回民膳食送至患者床旁时，患者露出惊喜的眼神和开心的笑容，医务人员收获到了信任的喜悦。医务人员对人文关怀细节的关注、主动友善的问候、温馨体贴的服务、专业标准的操作，赢得了患者及家属的信任与尊重，从而消除了患者对于医疗环境的抵触与质疑情绪，逐步表现出积极的情绪反应，主动与医务人员进行交流，提高了遵医依从性。

2. 系列健康教育，增强疾病风险防范意识 运用平板电脑的多媒体视频功能进行系统的健康教育，医务人员结合病情进行详细讲解，使患者及家属能够正确认识到患者自身存在的发病高危因素、预防策略和诊治注意事项，特别是长期服用抗凝治疗的自我监测项目，以顺利接受专科治疗方案；同时，将预防跌倒视频宣教中的重点项目结合家居环境和亲属链条，与家人制订调整方案，提高了延伸护理的实效性。

3. 早期康复训练，提高功能恢复水平 病情稳定24～72小时后指导患者及时进行系统康复训练，把控患侧肢体功能恢复的关键时间窗。通过使用各类康复用具、有效床旁指导、每日功能评估等手段，用不断出现的良性成果，鼓励患者坚持不懈地主动训练，有效防止了偏瘫后肩-手综合征的发生，在力弱侧肢体肌力逐步恢复的同时，中枢性面瘫也得到完全恢复。在出院1个月后的随访工作中，患者已经重返工作岗位，再次登上讲台。

4.合理信念建立，支持良性情绪导引　咨询疏导治疗，不仅帮助患者认清并放弃某些特定的不合理信念，同时帮助他们建立合理的思维方式。改变之后所建立起来的建设性信念，包括："将这次发病看作是一次非常及时的健康警示""感觉是主观的体验，但是健康与否，应该有科学的诊断和评价标准""对于学生而言，他们更加注重的是老师的品德与学识，外在形象只能占据一面，而不是全部""人是具有社会属性的，所以工作不是生活的全部，工作也不是衡量一个人是否有价值的唯一标准""出血是抗凝药物的不良反应之一，但并不是百分之百会出现，抗凝治疗在我国已经非常成熟，定期复诊、注意观察等都是防控出血的有效手段""先进与简便并不等同，对于医学来说更强调科学与严谨"。更加令人可喜的是，通过这次治疗，加深了患者与家人之间的沟通与情感，建立了更为有效的社会支持系统。

【身心并护感悟】

对于患者而言，生理健康与心理健康同等重要，所以我们要做到"强身护心，身心并护"。通过医务人员个体化医疗护理措施的实施，对患者生理、心理、环境、家庭、社会多维度的关注，使患者的躯体和心灵都趋于健康，帮助患者以全新的自我适应模式再次回归家庭和社会，真正实现了"短期治疗，终生受益"的医治目标。在身心并护实施的过程中，护理人员承担着粘合剂、沟通桥梁及治疗计划推动作用，既是领导者也是实施者，充分考验了护理工作者的临床管理和实操能力，并且在医护团队合作、分工及规范流程上进行了有益的实践。与高质量护理服务相互匹配的护理人员必须具备有效沟通的能力，丰富的专科知识，过硬的专业技术，缜密的思维，敏锐的观察力和敏捷的反应力等。建立相互信任的护患关系，搭建有效的社会支持体系，帮助患者顺利完成社会角色转换，这些对于护理人员而言也是职业价值观的充分展现。

案例2：沙盘游戏疗法联合森田疗法在肿瘤癌痛患者身心并护工作中的应用

【概述】

沙盘游戏疗法，是从欧洲发展起来的一种心理疗法，瑞士荣格分析心理学家多拉卡尔夫是其创立者，自20世纪90年代末引进我国。沙盘游戏以运用积极想象的创造形式进行治疗，让身心同时在感受和表达，是一种对身心生命能量的集中提炼。沙盘游戏又称箱厅疗法，指在心理治疗师的陪伴下，让治疗对象在玩具架上自由挑选各种沙具，在盛有细沙的特制沙盘里创造出一些场景，用来表达自己的内心世界，然后由心理治疗师结合治疗对象对作品的解释去分析其作品的象征意义。其特点是在医患关系和沙盘的"自由与保护的空间中"把沙子、水和沙具运用于意象的创建。强调创造过程本身的自发性和自主性，并且充分利用了非言语交流和象征性意义。沙盘中所表现的系列沙盘意象，营造出沙盘游戏者心灵深处意识和无意识之间的持续性对话。

森田疗法是由日本慈惠大学森田正马教授于1920年创立的适用于神经质症的特殊疗法，森田疗法的基本治疗原则是"顺其自然"，也就是让患者接受和服从事物运行的客观法则，正视消极体验，接受各种症状的出现，把心思放在应该去做的事情上。2013年全国肿瘤登记中心调查显示，我国每年新发癌症患者超过300万，每6分钟就有1人被诊断为癌症，癌症一直以其高病死率使患者产生强烈的心理反应，其心理反应的特点是涉及面大、持续时间长，且复杂多变。在癌症患者中约有30%出现癌痛，晚期癌症患者约有50%出现中重度疼痛，最终影响患者生活质量。

【病例回顾及特点分析】

患者，男性，49岁，企业总经理，2014年1月确诊左肺小细胞肺癌，2014年1月至7月，在我院共计化疗6次，放疗20余次，7月份复查发现脑转移及多发淋巴结转移，8月中下旬出现左侧臀部及左下肢疼痛，伴左下肢感觉减退，疼痛难忍，每日出现爆发痛2～3次，疼痛评分均在8分以上，为进一步治疗入我科。

该患者为中年男性，在职干部，在当地威望高，病情进展快。疾病的困扰让他由一个成功的社会角色转换成患者角色，工作停滞，在家庭中成为了被照顾者。首先，由于病情得不到有效控制导致的担心、不安和焦虑，使患者对治疗产生了恐惧；再者，患者对服用镇痛药物治疗缺乏正确的认识，未能遵循三级镇痛用药原则，因此入院后疼痛控制欠佳，情绪波动明显，性格变得孤僻、急躁，对生活充满了绝望；其次，由于该患者在平日工作中严格要求自己及员工，做事缜密，追求完美，因此，该患者对医疗护理工作也要求有目标、有计划、有实施、有回馈，并要求护理工作人员应该具备较强的沟通能力、丰富的专科知识、娴熟的专业技能及较强的心理素质等。

【护理评估】

针对此病例，护理团队进行了全面分析与讨论，在分析该患者的病情、治疗及心理状态后，认为该患者的护理重点与难点主要体现在以下3个方面。

1.患者年富力强，又是在职干部，得知病情后因认为自己不能够再承担社会和家庭的责任，感到自己成了累赘，内心充满了悲凄和伤感。患者不能很好地适应角色转换，易出现愤怒、缺乏耐心、自责或谴责他人等行为。护理的重点是采用沙盘游戏疗法联合森田疗法等心理治疗手段，帮助患者早日适应角色转换，振作精神，增强其战胜疾病信心，争取早日回归家庭和社会。

2.该患者经过多次放化疗治疗病情仍得不到控制，治疗过程中又出现了左侧臀部及左下肢疼痛症状，疼痛难忍，入院前每日出现爆发痛2～3次，疼痛评分均在8分以上。患者在服用镇痛药物治疗过程中，因担心药物的成瘾性及药物不良反应，故没有按照医生嘱咐正确使用药物，严重影响了患者的生活质量。护理的重点是通过有效的沟通技巧，建立相互信任的护患关系。通过个体化和集体化的宣教方式，帮助患者正确认识癌痛相关知识，让患者主动配合治疗，最终达到无痛睡眠、无痛休息、无痛活动，提高治疗依从性的目的。

3.在护理治疗过程中，患者经常用笔记本记录护士每日工作，如护士巡视病房时间、叫铃后护士到达床旁时间、每日输注液体名称及液体输注时间等与医疗有关事件，充分表现出患者是个谨小慎微、做事追求完美的人，同时也表现出他对医护人员缺乏信任感。护理的重点是治疗小组人员做好每日治疗护理计划，通过交流和心理疏导让患者正确认识疾病，满足患者必要的心理需求，转移其对疾病的关注度，增加其对家人的关心，坚定其与病魔斗争的意志。

【身心并护方案】

1.实施个体化治疗与护理，提高患者的生活质量　首先我们组建了癌痛治疗小组，小组成员主要由疼痛医师、营养师、疼痛护士、责任护士及抗癌明星组成。责任护士主要负责临床护理路径制订及患者用药知识宣教工作；疼痛护士教会患者正确使用数字分级疼痛评估尺（图4-5A），做好动态疼痛评估工作，指导患者用药及药物不良反应的预防与处理（图4-5B）。在该患者的床头悬挂疼痛标识，在治疗室放置疼痛患者一览卡，目的是引起其他医护人员的重视，在整个治疗过程中，疼痛医师及护士严格遵循"常规、量化、全面、动态"评估原则，遵循三阶梯镇痛治疗原则，给予药物调整，实施个体化疼痛治疗与护理。营养师根据患者的营养状况，制定营养套餐，改善患者体质。我们还组织病房的抗癌明星志愿者，与他进行面对面及心与心的交流，给予鼓励和帮助。积极营造社会支持氛围，满足个性需求，增加舒适度，增加患者对医护人员的信任度，从而提高患者的生活质量，促进患者的康复。

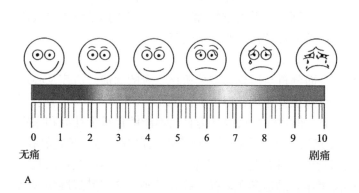

A

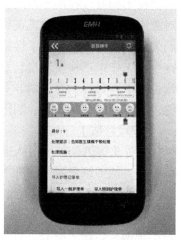

B

图4-5　疼痛评估表的应用

2.开展"森田疗法"，正视消极体验　患者患病后因感觉自己成了社会和家庭的累赘，再加上病情的迅速进展及难以耐受的疼痛折磨，故产生了消极厌世、对他人缺乏耐心和信任等负性情绪。根据患者这一特点，我们开展了"森田疗法"进行心理治疗。首先，我们要让患者认识和体会到不安、恐怖等痛苦情绪及种种不适感是生存和治疗过程中不可缺少的，让患者在治疗中自觉地去体验"顺应自然"是治疗的关键所在。森田疗法的基本治疗原则是"顺其自然、为所当为"，也就是让患者接受和服从事物运行的客观法则，正视消极体验，接受各种症状的出现，把心思放在应该去做的事情上。我们一方面指导患者正视症状及症状所伴随的痛苦和焦虑，而不是采取抵抗、否定、回避或敷衍的态度；另一方面，指导患者凭着自己本来所固有的生的欲望，把自己投入到建设性的行动中去，纠正过去容易陷入的消极行为方式。引导患者把注意力及精神能量投向自己的生活、工作、有意义且能够见成效的事情上，努力做应该做的事。例如：我们引导他树立家庭责任感。过去由于工作繁忙，患病后总是发脾气，从来没有考虑过家人的感受，通过我们提示，他自己才意识到对家庭亏欠很多，我们帮助他转移注意力来弥补对妻子情感的投入，对儿子教育和未来发展规划的投入。把注意力从在症状上转移到适应新的社会角色中，使患者面对现实，增强对生活的信心，更好地配合治疗和护理。

3.开展"沙盘游戏"，建立良好的社会支持系统　我们组建了由心理科医师、心理咨询师、责任护士共同组成的心理辅导小组。小组成员每日上午将患者带入温馨小岛（心理减压室）（图4-6）。在温馨小岛内，我们准备了各种相关的书籍及光盘、摆放了音乐椅、沙盘游戏（图4-7）等工具，还特别设置了谈话区。患者刚开始进行沙盘游戏时，摆放的物品比较分散，没有形状和规则，并且在沙箱的角落里摆放了一棵枯萎的树。通过患者摆放的物品，心理辅导小组分析该患者在刻意掩盖自己内心的真实感受，并且对任何事物都失去了兴趣。针对该现象，心理辅导小组将患者带到了病区文化走廊的一角，涂鸦墙（图4-8）的地方，让患者在墙上任意的涂写与书画，让患者的情绪彻底进行宣泄与释放。心理咨询师每隔1天就与患者进行沟通，1周后当患者再次进行沙盘游

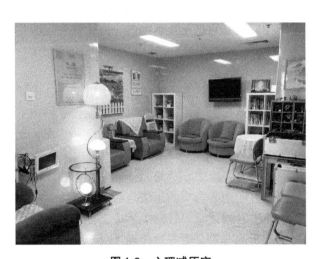

图4-6　心理减压室

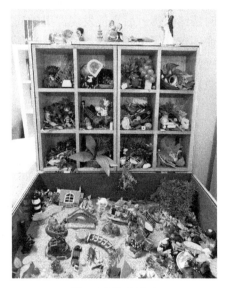

图4-7　沙盘游戏

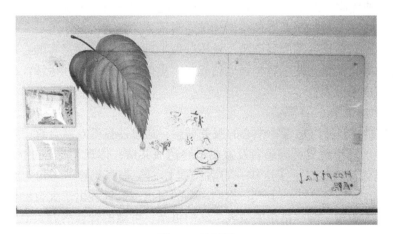

图4-8　涂鸦墙

戏的时候，他摆放了一些树木、作物及建筑工程施工、飞机从跑道上起飞的情景等，在整个沙盘中呈现出活力、生气和动感，充满着能量。同时我们为他专人定制了"音乐处方"如促进食欲的乐曲《花好月圆》及《欢乐舞曲》等；舒心理气的乐曲《春风得意》及《江南好》等；解除忧郁的乐曲《春天来了》及《喜洋洋》等；振奋精神的乐曲《娱乐生平》及《狂欢》等，帮助其缓解癌症不适。患者逐步恢复了战胜疾病的信心，真正摆脱了不良的负性情绪，勇敢地接受现实，积极地配合治疗。以上治疗护理手段激活了患者潜在的康复能力，使其从"受伤者"转变成"创造者"。同时将患者的心理状况与其亲属、朋友进行沟通，共同鼓励患者振作精神，重构患者人生价值观，良好的社会支持系统可使其尽快重返家庭和社会。

4.拓展性的延伸服务，建立情感交流平台　针对肿瘤患者人群的特殊性，科室建立了"肿瘤患者交流微信平台"，在工作8小时之余，及时了解掌握患者的思想状况、心理需求和需要解决的实际问题。科室所有护士都加入了该群，按照责任组进行分工，与在院和出院的患者进行交流、回答疑问、帮助他们解决实际问题。该患者入群后，开始时情绪低落，后来他发现群里的病友们都非常坚强乐观，有一位病友在群里说：我的生命不仅仅属于我自己，所以我必须坚强。还有一位病友说：化疗虽然难受，但为了战胜癌症我们必须扛，扛得住就是胜利。慢慢地他感觉到自己不是孤独的一人，这种正能量激发了他对生命的珍惜。

【效果评价】

规范化的癌痛治疗，让患者最终达到了无痛生存的状态。癌痛治疗小组结合临床护理路径，对疼痛的治疗更加规范，在整个评估、治疗过程中让患者真正认识到了护理工作的细致、精确及规范化，大大消除了患者的不良情绪，最终积极配合治疗，实现了无痛睡眠的最佳状态。

沙盘游戏疗法联合森田疗法，始终体现"以患者为中心"的服务理念，在心理治疗的手段中如虎添翼。通过沙盘游戏来充分展示患者内心真实的想法与活动，然后再结合森田疗法，给患者布置作业、书写日记等，让患者的注意力转向生活中去，积极承担丈夫和父亲的角色，融洽了夫妻关系，赢得了儿子的尊重，更好地体现了身心并护"以患者为中心"的服务理念。

进一步延伸优质护理服务，拓展肿瘤护理职能。护理组充分利用科室资源，包括肿瘤专科护士、疼痛专科护士及心理咨询师等专科人才，还有温馨小岛、文化走廊、涂鸦墙、沟通园地及微信平台等专科资源，发挥肿瘤护理特色，满足患者的心理需求和情感支持，给予患者正能量，使患者坚强地站起来，勇敢地面对疾病和生活，减轻了其心理负担，能够积极面对人生。

【身心并护感悟】

身心并护始终坚持以患者为中心的服务理念，通过沙盘游戏联合森田疗法和与患者的充分交流，护理小组成员与患者及家属最终达成共情，体现了身心并护的精髓所在，在患者出院当天深情地写下了这样一句话："是你们一张张笑脸，一句句温馨的话，一件件细微的事，唤起了新生的勇气，你们辛勤的付出，远远胜出于大自然给予的新鲜空气、高山给予的力量、柳林给予的微风，你们可亲、可敬的青春活力，给所有患者擎起了一片生命的蓝天"。通过我们团队的共同努力，与患者及家属建立了互信的关系，也进一步提升了护理队伍的整体素质，体现了护理人员的价值，激发了护士在岗位中的奉献精神，使身心并护的护理服务理念扎根于每个护士的心灵深处。

案例3：医护一体化协作模式在垂体瘤手术患者身心并护工作中的应用

【概述】

在临床医疗过程中，医疗和护理是密不可分的两个主体，在治疗疾病和维护健康中发挥着同等重要的作用，随着护理模式的不断改进，医护一体化协作成为了一种新的治疗护理方式。美国护士协会将医护协作定义为医师与护士间的一种可靠的合作过程，在这个过程中，医护双方都能认可和接受各自行为和责任的范围，能保护双方的利益和实现共同的目标。垂体瘤是一种中枢神经系统的良性肿瘤，垂体瘤对患者生长、发育、劳动能力、生育功能有严重影响，更易造成患者焦虑、恐惧，而产生较重的生理、心理压力，且垂体瘤切除术术中、术后可能发生多种并发症，容易引起患者出现不同程度的焦虑、抑郁等心理问题，因此，为提高垂体瘤患者对疾病的适应能力，减少并发症的发生，促进患者良好恢复，医、护、患三方密切协作，做好垂体瘤患者手术期的健康教育、治疗和护理各项工作尤为重要。

【病例回顾及特点分析】

患者，女性，32岁，因面部改变、指端较前肥大，视力下降入院，入院后完善术前准备，行经鼻蝶垂体瘤切除术，术后患者出现明显心理焦虑、情感淡漠，对其进行对症治疗、情感支持及康复护理后出院。

患者为青年女性，面部改变，视力下降，术后出现明显心理焦虑、情感障碍等现象，给身心护理带来挑战。

【护理评估】

全面分析该患者病情、治疗护理需求及医护患三方的特点后，护理组进行了分析讨论和深入思考，认为该病例的护理重点与难点主要体现在2个方面。

1.护患团队合作方面　患者医学知识有限，有一定的沟通难度；患者心理焦虑，更青睐医师嘱咐；针对以上两点，护理上应做好患者及家属的接待，加强解释沟通，取得患者的信任及支持。

2.医护团队合作方面　医疗和护理是密不可分的，在该病例中，患者信赖医师话语，医护协作尤为重要。

【身心并护方案】

1.医护配合，增强患者的归属感　医疗护理小组成员全面负责该患者的医疗护理工作，入院时护士热情接待，由主管医师、责任护士分别向患者及家属介绍自己，介绍上级医师及护士长，并将主管医师及责任护士的姓名贴在床头一览卡上，确保患者可直接找到负责自己的医生和护士，住院亦有归属感。

2.医护协作术前健康教育，进一步取得信任　因该垂体瘤患者受垂体瘤症状如泌乳、巨人症等的影响，存在抑郁情绪，入院后又因为环境和周围接触的人发生变化，担心疾病预后，产生焦虑、恐惧心理，术前将患者及家属带到病区的学习室，由专科医师以幻灯片的形式讲解垂体瘤的有关知识，详细讲解手术方式及过程，术中、术后有可能出现的问题及应对措施，重点讲解术前呼吸指导、术后注意事项，同时由护士进行现场示范呼吸训练，确保患者能够真正领会，向患者发放健康教育手册，详细讲解术前的营养支持、适应性训练，注意事项，清洁鼻腔、口腔的方法，术后的用物准备等，同时护士向患者及家属介绍成功病例治疗和经验，对患者提出的问题进行认真耐心的答疑，缓解患者的心理压力和精神负担，保持乐观情绪（图4-9）。

3.监护期间医护共同进行查房和交接班　手术后，患者入监护室行密切监护。当患者麻醉苏醒后，由主管医师告知手术成功，使其安心静养，积极配合治疗和护理工作，责任护士告知患者及家属正确运用口呼吸，术后体位、饮食、鼻腔口腔护理的注意事项，注意视力变化。主管医师及护士共同进行查房和交接班（图4-10）。针对患者情况，制订个体化的健康教育计划；同时，护士检查患者对健康教育的理解和掌握情况，对不足之处加以指导，重点是患者的饮食指导，帮助其树立健康的生活方式。对于患者反馈的问题，护士及时向主管医师报告，寻求有效的解决方法，并立即反馈给患者，预防并发症的发生。

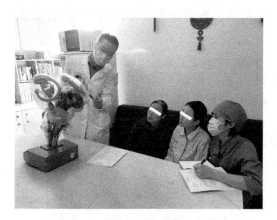

图4-9　医护协作术前健康教育

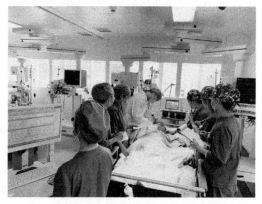

图4-10　医护共同查房、交班

为最大限度地避免医护在疾病理解及沟通上的差异，与家属的沟通亦由医护协同进行。医师负责对家属病情方面的解释，护士则更多负责护理上的沟通。这样通过医护的协作、交流，使家属更准确地了解了患者病情；同时，使其得到心理上的安慰，真正实现身与心的护理。

4.医护协作优势互补进行出院健康教育　患者即将出院时，由主管医师开具出院介绍信，医师对患者出院的健康教育以疾病为主，解答患者的疑问，督促患者按时复查，告知出院后的生活注意事项；护士则以康复、心理、卫生、饮食等教育为主，使患者树立起战胜疾病的信心，拥有积极乐观向上的情绪。医护协作对垂体瘤患者健康教育既有分工又密切合作，实现了健康教育的优势互补。

5.对患者家属的健康教育　传统的健康教育模式仅注重于对患者的健康教育，而忽视了对患者家属的健康教育。由于垂体瘤属于慢性疾病，长期以来不仅患者，其家属也承受着各种社会和心理压力，患者家属的负面情绪会直接导致对患者支持和照顾能力的下降，医护协作健康教育让家属也参与到治疗和护理中，为家属提供学习、交流感受的机会，缓解家属的不良情绪，为患者身心康复奠定了家庭基础。

【效果评价】

1.医护一体化协作有助于改善患者焦虑、抑郁情绪，提高睡眠质量　对该垂体瘤患者实行医护协作式健康教育，可以使其焦虑、抑郁情绪明显降低，睡眠质量显著提高，垂体瘤切除术作为一种创伤性的治疗措施，难免发生多种并发症。从入院到出院的各个阶段的医护协作式健康教育，以及精心的围术期健康教育，让患者说出了心中的担忧，消除了恐惧心理，以良好的心态积极配合手术，提高了手术后的忍耐能力。患者对疾病相关知识的了解、乐观的心态、健康的饮食及生活习惯，有助于提高患者的遵医行为，及早发现并预防术后并发症的发生。

2.医护一体化协作提高了护理质量　长久以来医师主要着重于患者疾病治疗方面的努力，而很少专门参与患者的健康教育，垂体瘤手术患者需要对术后活动、饮食、体位等严格要求，在临床工作中有时家属及患者提出问题和要求，由于护士对患者术中情况不甚了解，个别问题不能及时地给予正确解释，让患者和家属对护士产生不信任感。但当医师参与指导健康教育时，尽可能地满足了患者的知识与心理需求，从而让健康教育的内容更加充实，提高了健康教育质量。

3.医护一体化协作提高了医护患满意度　医护协作式健康教育，提高了医、护、患的满意度。有研究发现，有的患者凡事只相信医师，对护士的工作持怀疑态度，采用医护协作模式可消除患者的疑虑，患者早期即可直接了解到整个疾病的治疗方案和注意事项，极大地增强患者对相关知识的了解，从而在思想上做好准备，让患者能真正感受到医护人员的关心，提高信任感，增强了患者的遵医依从性。因医师每天接触患者的时间较短、沟通少，而护士与患者接触时间较多，对患者的病情变化、治疗问题、心理反应最清楚，护士可将观察到的患者的病情变化反馈给医师，医师根据护士提供的信息制订出个体化、全面、连续、动态的健康教育计划，并尽快实施，问题得到解决，患者感觉到医师和护士真正的想患者所想，急患者之所急，极大地密切了医护患的沟通与协作。医师对护士的满意度主要立足于能否及时发现病情变化，能否及时执行医嘱及密切合作；医护协作式健康教育极大地提高了医师对护士的满意度，促进了患者的全面康复，也降低了并发症的发生率，医、护、患关系更为融洽，避免了医疗安全隐患，降低了护理缺陷的发生率。

【身心并护感悟】

医院是个整体，医师、护士是医院的主力军，医疗、护理虽是两门独立的学科，却息息相关，不可分割，只有密切合作，才能共同提高。医护一体化协作汲取医师和护士的优势，即强强联合，因此对垂体瘤患者进行医护协作式身心并护，提高了患者手术的适应能力，减少了术后并发症的发生，提高了患者对医护人员的满意度，医、护、患三者的关系更为融洽。在与医师协作进行患者护理的同时，提高了护士的整体能力。

1.医护一体化协作模式的实施，使患者从入院到出院在医护协作的团队下接受连续的、全程的医疗服务，更好地满足了不同疾病患者的需求，体现了以"患者为中心"的护理理念。

2.护士及时将患者的病情变化、治疗效果、心理动态反馈给医生，医师的治疗方案、治疗意图能及时有效地贯彻执行，密切的医护协作与沟通，促进了患者的全面康复。

3.医护一体化协作模式，加强了医护团队的协作，建立了一种新型的医护关系，提升了医师对护士工作的满意度，也增强了科室的团队精神和凝聚力。

4.医护一体化协作模式使护士与医师一样有了"我的患者""我的患者我负责"的理念，患者和医师也有了"我的护士"的概念，提升了护士工作的责任心和积极性，密切了医护患关系，增强了护士职业归属感。

案例4：情感账户在心脏外科术后患者身心并护工作中的应用

【概述】

情感账户是存在于护患关系中的信任总数，每一次护患之间的互动就好比是在该账户内存款或取款。存款代表优秀的服务，是建立或促进信任，有助于建立和谐护患关系，减少护患纠纷，减少并发症的发生；而取款代表不良的服务，是在降低信任，妨碍构建和谐护患关系。心脏手术术后患者病情危重，承受着巨大心理压力。护士可以通过多次善意的情感账户中存款行为，避免取款，从而提高患者满意度，促进其积极配合医疗护理工作。

【病例回顾及特点分析】

患者，男性，77岁，近半年行走后出现胸闷、气短，于我院就诊后诊断为"冠心病，非ST段抬高性心肌梗死"入住我科。经术前准备，在全身麻醉体外循环下行冠状动脉旁路移植术，手术顺利，住院70天后康复出院。患者既往有心房颤动、陈旧性肺结核病史。

患者术后并发低心排、中到大量心包积液，伴肺部感染，病情危重，带管时间长，接受主动脉内球囊反搏（IABP）治疗时间长，早期处于心理应激状态；给予呼吸机行机械通气后，导致无法表达自身感受，加之难以忍受疾病本身和各种治疗操作带来的巨大痛苦，进而对生命丧失信心，心理处于崩溃边缘，不配合治疗。因此，护理过程中，护士与患者建立信任关系并提供心理支持至关重要。

【护理评估】

针对此病例，我们对其术后护理进行了全面的分析和深入思考，认为此病例的护理重点与难点主要体现在以下3个方面。

1.患者高龄，对开胸手术耐受差，术后并发低心排、心包积液，伴肺部感染；病情危重，接受IABP治疗及心包开窗术，导致机械通气时间长、接受IABP治疗时间长、住ICU时间长。治疗期间，患者需忍受开胸切口及取血管侧肢体伤口引起的剧烈疼痛，还需接受频繁的吸痰、抽血、翻身、身体清洁等护理操作，同时留置胃管、尿管、引流管等带来不适，多方面因素使患者需承受巨大痛苦，难以应对这些不适，导致患者早期对于治疗和护理拒不配合，这增加了护理的难度。因此，最大限度地减轻患者的痛苦、促进其舒适，已成为护理工作的重点。

2.术后患者大部分时间是在清醒状态下接受机械通气治疗的，呼吸机对抗时有发生，患者本身又不能正常表达自身感受，长期卧床和肢体约束更增加了其恐惧与反抗情绪，没有亲人的陪伴及对自身疾病和命运的担忧，这些因素都使患者承受着极大的心理压力，精神几近崩溃边缘，这对于患者自身恢复和护士的正常护理工作非常不利。因此，获得患者的信任并与之建立良好的护患关系成为工作的关键。

3.患者长期卧床伴肺部感染，术后肺功能锻炼尤为重要。肺功能锻炼周期长，工作量大，只有护患有效合作才能取得良好的效果。因此，护士需要投入更多的精力帮助患者完成术后功能锻炼。

【身心并护方案】

1.建立"情感账户"，培养"存款"理念　对科室全体护理人员进行护患情感账户服务理念的宣传和教育，明确护理工作中导致情感账户存款或者取款的行为，把优秀的服务比喻为情感账户的存款行为，而把不良的服务比喻为情感账户的取款行为，在这个理念的支配下，倡导护士在日常工作中时刻注意自己的言行及态度和方式，想想每次的工作是存款了还是取款了，促进大家自觉做好工作，建立和谐的护患关系。"情感账户"内容见图4-11。

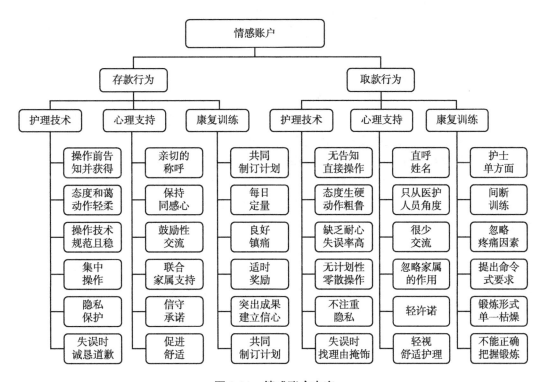

图4-11　情感账户内容

2.提倡给情感账户积极"存款"的行为

（1）走近患者，建立亲友式护患关系：通过了解一般资料我们发现，患者的职业是教师，为了交流起来更自然，我们称其为"姚老师"，患者也比较认同；患者带气管插管期间每天都有一段停镇静药的时间，持续的机械通气使患者身体感到非常不适却又无法表达，往往出现躁动行为，因此我们使用了"沟通卡"（图4-12），上面以文字加图片的形式列出了机械通气患者最常出现的问题如"口渴""切口痛"等来方便交流；患者拔管后并发症多，恢复时间长，又没有亲人在身边，一度对生命失去信心，出现拒绝治疗、自我放弃的情况。为了最大限度地鼓励患者重建信心，我们尝试与患者家属建立"联合支持系统"，由患者家属每2～3天书

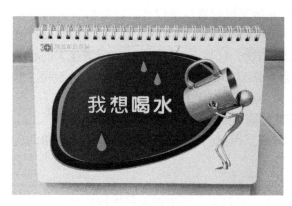

图4-12　自制沟通卡

写"一封家书"，将家人的关心和期待都表达其中，如"您一定会尽快康复的""我们盼您早日回家"等充满正能量的语言。然后由责任护士每天花半个小时坐在患者床头为其读信。患者听到家人的话好几次都默默地流眼泪，逐渐由"抗争、拒绝"变成"接受、平静"，最后积极配合治疗。而为其读信的护士也成为患者最信任的人。

（2）从细节着手，促进患者康复：身处ICU环境中，灯光、各种仪器报警声、邻床呼喊声等困扰患者睡眠。为了最大限度地保证患者的舒适，我们为其安排了单人病房并提供了耳塞、眼罩等来促进睡眠。此外，在术后功能锻炼的过程中，患者由于年龄大、身体状况弱，往往不能坚持完成，对锻炼效果持怀疑态度。我们尝试绘制了"功能锻炼曲线图"，如第1日吹瓶训练2～3次患者就会感到疲劳，第3日患者可以坚持到5～6次，而再往后患者练习7～8次都会比较轻松。将每天锻炼的成果绘制成曲线图，与患者分享，让其看到一天天康复和锻炼的效果，增加信心。

（3）精益求精，保证高水平护理操作：要想给情感账户多多存款，过硬的技术是必备的条件。患者在接受IABP治疗期间，需每4小时抽静脉血查凝血指标，而患者的血管条件却很差。为了提高穿刺成功率和保护血管，我们建立"双人负责制"，即每次穿刺都必须由小组长和责任护士共同评估，最终确定穿刺位置并完成操作。这样有效地降低了穿刺失败率，减轻了患者的痛苦。

3.努力避免情感账户中的"取款"行为　在护理患者过程中，我们坚持控制增加导致"取款"的因素，如坚持鼓励性沟通，坚决避免"命令式""责怪式"的交流方式，以减少"取款"行为。

【效果评价】

1.情感账户活动建立了亲友式的新型护患关系　通过情感账户活动，全科护士树立了围绕"情感和信任"的"存款"与"取款"的意识，能够从患者的角度出发，通过自身作为，切实为情感账户充值，缩短了护患距离，让患者感受到护士在用心为其服务，

感受到护士的关爱、尊重，护患关系良性循环，远离护患纠纷。

2.情感账户活动实现了护患双赢　亲友式的护患关系，使护患双方均获得良好的心境。患者在这个过程中依从性明显提高，且处于放松状态，有利于患者术后的恢复；而护士主动照护患者的时间增加，实施人文护理的主动性显著提高。情感账户活动丰富了护理活动的内涵，从而实现了护患双赢。

【身心并护感悟】

患者由于疾病知识缺乏、疾病导致的身心痛苦及对陌生医疗环境的不适，可能出现对医护人员信任度不高、治疗依从性下降等情况，其会影响患者的治疗进度及康复效果。护理人员作为患者的直接照护者和病情的直接观察者，具有不可替代的作用，在照护过程中，护士树立情感账户服务理念，主动"存款"，避免"取款"，与患者建立良好的护患关系，有效提升了护理服务质量。

身心并护4个字看起来简单，实施起来却很不容易，因为它有着丰富的内容和深刻的内涵。只有将身心并护的理念深深扎根于我们的内心深处，在每日的工作中细细体会，用心实践，它才能给予我们每一次的护理以强大的力量。

案例5：交互性支持在身心并护工作中的应用

【概述】

交互性支持来自于心理学范畴，指不同群体为了同一个体拟定共同目标，相互间消除隔阂和分歧，通过良性沟通和相互支持，共同达成一致目标的相互作用过程。我院老年病房收治的患者存在基础疾病多、病因复杂、合并多脏器衰竭等情况，疑难特殊病例的救治护理是一项长期的、多团队合作的工作，医疗团队由不同医学领域专家组成，对治疗"要求高、专业精、技术尖"，护理团队要求"观察精细、操作规范和技术娴熟"。应用交互性支持可协调好医、护、患三方团队，营造一个良性、积极、诚信的合作氛围，从而发挥团队的最大效能，为患者提供专业化的精准治疗与极致化的护理服务。

【病例回顾及特点分析】

患者，男性，61岁，因发热入院治疗。3个月前使用不明药物治疗皮肤疾病（白癜风）后体温进行性升高，无呼吸道症状，各项指标均正常范围，查体未见异常，既往体健。入院后行常规物理及药物降温效果不佳，第2次纵隔穿刺后体温骤升至42℃，发生高热惊厥、心搏骤停，经快速心脏按压、气管插管、血滤＋控温仪综合降温治疗后复苏成功。复苏后出现智力下降、情感淡漠及双眼主视野缺损，行对症治疗、情感支持及康复护理后出院。

患者为维吾尔族，入院后两次行纵隔穿刺检查，均发生体温升高现象，临床常用降温方法无效，原因无法解释。第2次纵隔穿刺后发生高热惊厥至心搏、呼吸骤停，家属疑虑重重；组织了多次会诊，组成医疗攻关组，由重症医学科、消化科及血液科医疗专家组成，抽调呼吸、心脏、消化、血液、肾脏5个专科的护理人员组成特护组，首次应用血滤＋控温仪联合降温。专家团队要求高，患者康复期出现主视野缺损、智力下降、情感障碍等现象，且发热原因不明，体温仍有反复可能，与家属高预期心理发生冲突，给康复护理带来挑战。

【护理评估】

全面分析该患者病情发展、治疗护理需求及3个团队间的特点后，护理组进行了分析讨论和深入思考，认为该病例的护理重点与难点主要体现在3个方面。

1.护患团队合作方面　患者家属均为少数民族，略通汉语，生活习俗特殊，医学知识有限，有一定的沟通难度；其次患者出现罕见高热至心搏骤停，2次纵隔穿刺后体温呈进行性升高原因无法解释，各种常用临床降温措施无效，家属认为医疗救治不力，有医疗纠纷的隐患。针对以上两点，护理上应着重做好家属的接待，加强解释沟通，消除误会，取得患者家属的信任和支持，避免医患纠纷发生。

2.医护团队合作方面　该病例病程曲折、病情特殊、多次会诊，医护人员来自不同专业和岗位，短期内存在相互磨合、相互适应问题；重症医学科主阵，院内首次应用血滤＋控温仪降温，专家对护理技术要求严苛。护理组必须短时间内熟练掌握国际最先进控温仪的使用，不影响治疗进程，避免医护间摩擦，取得专家的信任和肯定，提高合作效率。

3.康复护理方面　患者复苏后出现了罕见视力障碍、智力减退和情感障碍问题，且最终诊断不明，体温有反复迹象，与家属对康复的高期望心理产生落差；因突发心搏骤停，家属存在看护不力的愧疚补偿心理，导致康复后过度代替自理行为，护理上应逐步帮助家属接受患者现状，获得家属的理解与支持，通过护理手段促进康复进程。

【身心并护方案】

1.做好家属团队支持，避免护患纠纷　患者妻与弟曾在当地县医院工作，有一定医学常识。但地区医疗技术差异，使其对目前诊疗效果又抱有不切实际的高期望心理，表现为高自尊与自卑矛盾心理。第一，护理组事先查阅了维吾尔族民族风俗，在晴雨表（图4-13）上明确标识了患者的日常生活饮食忌讳，规范了服务用语和流程，规定了沟通语境；第二，护理组在沟通中安排新疆籍医护人员主动与家属沟通拉近护患距离，提供力所能及的生活照顾，如安排家属及探视人员在病区阳光房休息，与营养室协调提供专用烹饪器具，及时为亲属提供探视便利等，将医疗会诊意见、治疗目的及护理配合需求用浅显易懂的语言转达给患者家属，获取了患者及家属的认同感；第三，护理组与

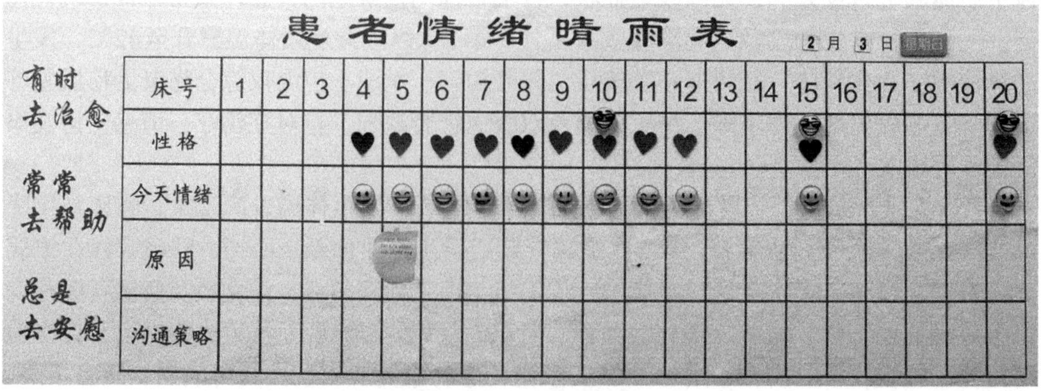

图4-13　患者情绪晴雨表

上级领导进行了充分的沟通，获得了总护士长、护理部主任的支持，组建了囊括5个护理专业（心内科、呼吸科、消化科、血液科及肾脏科）的特护团队，并逐一向家属介绍，增强了家属的治疗信心；第四，在各项护理操作前首先向家属解释原因、目的和过程，在皮肤保护、脱机训练及康复锻炼前，事先沟通预见性护理举措，取得家属的理解和同意再实施，消除了家属的疑惑和误解，取得了家属的理解和合作，避免了纠纷隐患。

2.做好专家团队支持，避免医护间摩擦　此病例属我院首次应用血滤＋控温仪降温，专家及护理人员均缺乏经验，给护理病情观察、参数调整及数据分析整合能力提出了挑战。护理组迎难而上，与专家组长反复讨论制定了"病情观察记录表"，动态记录，随时总结，生命体征记录落实到分秒，体温观察精确到0.01℃，入量控制每小时总结。特护组制订了特护交班本，专门记录专家意见，护理措施的修改和特护服务要求，做到患者病情人人有数，护理措施落实一致；护士长亲自负责调试控温仪，用中文标识控温仪所有控制键（图4-14），逐一带教特护组成员，确保人人操作熟练。为节约成本，保护患者皮肤，护理组每日于会诊查体时揭开能量垫，温毛巾快速清洁皮肤，敷塑料膜保护能量垫，延长了能量垫的使用寿命，患者使用能量垫达体表面积60%以上，无皮肤并发症发生。医护团队沟通顺畅，合作无间。

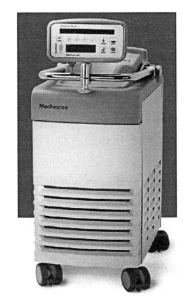
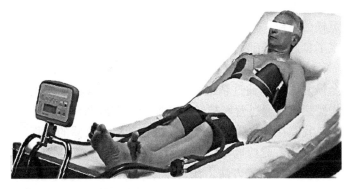

图4-14　覆盖全身体表面积60%的控温仪

3.做好患者心理支持，重视康复护理　护理组通过精细观察，发现患者复苏后眼球运动方向与指示不同步，表情茫然，在气管插管拔除前即发现患者情绪、智力、视力变化，及时通知医疗组，经眼科反复检查会诊，诊断双侧主视野缺损。其次在康复护理过程中，患者家属有强烈内疚补偿心理，替代患者生活自理，不利于患者自理能力的恢复。经与家属宣教自我照顾的必要性和重要性，取得家属的理解和支持，积极配合护理组对患者进行了4种针对性的康复技能训练。①音乐理疗法：请家属用维语与患者交谈，鼓励患者维语应答，和患者一起听唱维族音乐、歌曲（图4-15），促进智力恢复；②视频引导法：录制患者小孙子视频给患者看，通过亲近家属的引导促进患者记忆和情感的康复；③色彩刺激法（图4-16）：利用色彩唤醒原理使用五色塑料球、彩色衣服等刺激和观察患者视野变化，促进视力康复；④自理能力训练：设计日常自理训练项目，鼓励患者自己穿脱衣服、扣扣子、开门如厕、吃饭等自理活动，通过夹取纱球、乒乓球等技能训练锻炼手部精细动作，促进心理和生理康复。

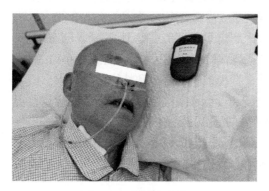

图4-15　音乐理疗法

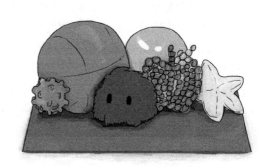

图4-16　色彩刺激法

【效果评价】

1.赢得了患者和家属的充分合作和信任　具有新疆背景医护人员的提前沟通，取得了患者家属的充分合作。专业特医特护团队的组建消除了患者家属对医疗与护理工作的顾虑，并得到了家属的高度信任，患者家属从激烈对抗到逐渐合作到积极配合。护理组在专家团队和患者家属团队之间搭建了互信合作的桥梁，为新技术新方案的采用创造了宽松的平台，起到了润滑剂、粘合剂的作用，为患者复苏救治和康复治疗的顺利开展奠定了良好的基础。

2.获得了医疗专家团队的积极配合和支持　护理组在患者未拔气管插管及意识未完全恢复时，即通过精细观察和综合分析，发现患者视野和颜色注意力的变化，及时报告医疗组，通过营养神经、增加局部血液循环等对症治疗，为患者保留了宝贵的残存视力。我院在首次应用世界最先进物理控温仪器的过程中，迅速掌握了控温仪使用及故障排除方法，成功地将患者体温控制在36～37℃，随后又总结出有效皮肤保护、延长能量垫使用寿命等方法，病情观察精细、护理技术精湛、心理支持有效，高效完成和实现了专家团队的诊疗方案，医护合作顺畅、高效，获得了医疗专家团队的积极配合与支持。

3.展示了护理团队在康复锻炼中的作用和效果　护理组首次结合应激创伤恢复理论，针对性地采用音乐理疗、视频引导、色彩刺激和自理能力训练等方法有效加快了患者的康复进程。经康复锻炼，患者可用维语简单交流，演唱维语歌曲，能够自行进食、穿衣、如厕等自理活动；复苏1个月后，患者通过宣泄顺利度过情绪障碍期，智力和情绪恢复正常，患者及家属接受现状，顺利出院。护理组在患者的心理支持和康复锻炼中发挥了重要的作用，取得了显著效果。

【身心并护感悟】

身心并护工作不仅仅体现在单个患者的救治护理工作中，也体现在疑难危重患者的团队救治过程中，老年疑难危重患者的治疗护理过程往往是曲折复杂的，其救治过程多由多个学科临时组成医护团队共同攻关，家属团队、医疗团队和护理团队间需要快速磨合，消除分歧，搭建资源共享、互信互帮的交流平台，其中护理组更是发挥了心理支持和团队间协调的作用。交互性支持可使"医-护-患"团队形成合力，互相支持、互相补充、互相肯定，从而减少纠纷隐患，营造良好的工作氛围，促进患者早日康复。

案例6：管道模拟训练法在外科患者身心并护工作中的应用

【概述】

老年外科患者，高龄、基础疾病复杂、手术风险大。手术创伤应激、并发症及对术后恢复不确定的焦虑情绪，都会影响手术的效果与术后康复。因此，如何帮助老年患者从容面对手术，积极配合术后恢复非常重要。针对手术患者对术后各种引流及留置管道的畏惧和担忧心理，护士们采取了管道模拟训练法配合五行音乐治疗，帮助患者提前适应手术状态，减轻术前焦虑；术中加强人性化关怀；术后护理注重隐私保护，减少不良刺激等身心并护举措，使患者顺利平稳度过手术期，如期康复出院。

【病例回顾及特点分析】

患者，男性，78岁，近3个月消瘦6kg，3天前发现乙状结肠占位，为行手术治疗收入院。既往有慢性心肾功能不全、腹主动脉瘤支架置入术、抑郁症、肠梗阻、高血压、2型糖尿病、冠心病等病史。

患者3年前曾在外院行肠梗阻治疗，静脉输入药物种类多，曾出现全身高度水肿、病情危急抢救3次，患者认为是过度治疗所致并发症，因此，对医院治疗产生怀疑，对所有检查有恐惧感，要求所有检查治疗时必须女儿在旁触摸其手，安抚陪同。为避免患者情绪波动、焦虑紧张，此次入院，子女要求对患者及其妻子病情保密。

【护理评估】

针对此病例，病区进行分析讨论，深入思考，在全面分析该患者生理、心理状态后，认为该患者此次护理的重点与难点问题主要体现在以下3个方面。

1.患者基础疾病复杂、心肾功能不全，全身麻醉手术风险高，耐受能力差。术前评估要求细致精准，护理的重点是如何将护理工作做到细致、全面、精确、标准。

2.患者有抑郁病史，病情保密，依从性差，加之不良就医经历，使患者产生强烈的抵触情绪，对医院有怀疑芥蒂心理，护理的难点在于如何做好预见性护理，使患者及其家属以良好的心态，积极配合医疗护理工作。

3.患者家庭成员及陪同人员多，对基础护理操作过程有不同意见，患者对家人以外的人接触身体感到紧张和难以接受，如何使患者平静、有尊严地接受护理服务，是一个新的挑战。

【身心并护方案】

1.从细节入手，精细准确计量　患者心肾功能不全，术前医嘱记录出入量，以便评估患者心、肾功能。考虑到患者曾有高度水肿病史，对出入量记录要求精准，我们在精确计量上下功夫，对量具进行了精确化，采用空针计量法，用空针抽取饮用水，记录饮水量。

2.从环节入手，提前术前模拟　患者行乙状结肠切除及淋巴结清扫术、回肠造口术，手术范围大，留置管道多，术后将留置大静脉管、尿管、胃管及切口引流管。为避免患者术后对多种管道的恐惧无措心理，我们采用了术前预见性管道场景模拟训练加五行音乐护理方法（图4-17、图4-18、图4-19）。于术前3天，将各种真实管道按照术后位置粘贴于患者身体上，让患者闭上眼，播放五行音乐减轻患者紧张心理，责任护士以低缓柔和的声音引导患者用双手逐一触摸感觉各种管道走行的位置和质地，拉扯管道可能引发疼痛的力度，非正常拔管可能出现的严重并发症等，培养和提高患者保护管道的潜意识，避免因术后疼痛烦躁摸到管道随手拉扯或发生非正常拔管现象。

3.从关爱入手，重视隐私保护　患者思想上比较传统，亲朋好友及家属较多，对术后基础护理由护士执行有不同的意见。子女认为护士比较专业，由护士操作才放心；但患者本人及其妻子认为有失尊严，有些不方便，询问可否由老伴代行。为加强术后基础护理、落实管道护理、便于切口观察，我们对患者切口护理及基础护理过程进行了人性化的考量和安排。如基础护理清洗会阴、尿管维护及切口护理时，由两名护士执行，先请家属回避，门口挂免进牌，再准备两个输液架分别放置在床的两侧，将中单搭于其上，使患者不需要面对操作人员，避免尴尬和羞怯心理。为患者播放舒缓的减压音乐，请患者专心听音乐，操作中尽量避免与患者交谈，操作时间控制在5分钟内。通过以上措施，圆满完成患者的切口换药、管道护理及基础护理，最大限度地满足了患者尊严的维护、隐私的保护（图4-20）和人性化的服务需求。

【效果评价】

1.精细化护理措施，减轻了患者既往不良情绪心理　科学准确记录出入量，使患者对护理工作的细致和精确有了感性认识，大大加深了对医疗护理工作的科学性认识，既往不良就医刺激得到弱化，对医院救治能力有了信心，对医护人员的操作有了信任。此次出入量的精确计量看似微小，不仅为医生术前评估患者脏器功能提供了精确的信息，还为手术的顺利进行奠定了良好的心理基础。

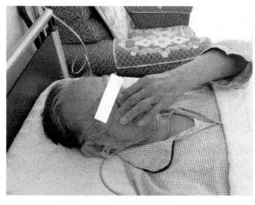

图4-17　模拟鼻导管吸氧

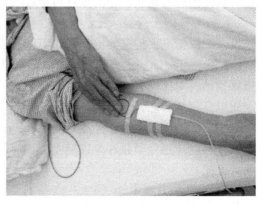

图4-18　PICC置管模拟感受

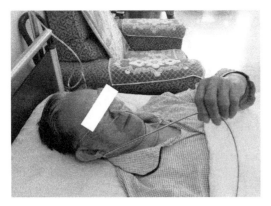
图4-19　模拟留置胃管

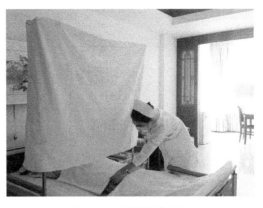
图4-20　保护患者隐私

2.预见性管道模拟法，使患者顺利度过术后康复期　患者经2次模拟后逐渐适应和接受各种带管卧位，顺利配合各种带管操作，焦虑恐惧心理减轻，术后顺利度过带管康复期。此方法目前已应用于12例外科手术老年患者，受到老年患者普遍肯定和欢迎。

3.个性化隐私保护，提高了患者遵医行为　患者及家属对护士在实施管道护理、基础护理时巧妙保护患者隐私的做法非常肯定，对护理效果非常满意。患者对护理工作充分信任和配合，平稳度过术后肺部护理关、切口疼痛关、管道护理关，在康复期积极配合完成了睡眠调整、功能锻炼及饮食恢复并顺利出院。

【身心并护感悟】

身心并护不仅是一种工作方法，更是一种服务意识，为我们开启了用心工作的心灵之门，好像阴阳八卦中的黑白鱼，相辅相成缺一不可，并在相互良性循环中达到和谐统一。对于信任感缺失的患者，护理人员应从点滴做起，实施预见性护理，引领患者安全度过每个治疗难关，通过与患者的充分交流，换位思考，建立良性互信的护患关系，使得护理人员用医疗护理保健知识，为职业增添专业色彩，也增加了落实身心并护的动力，促进了自身的成长。

附录 A

护理工作通用考评标准

考评内容	扣分标准	检查方法
护理人员职责	1.不履行逐级请示报告制度每例次扣1～5分 2.值班人员脱岗每例次扣1～5分 3.护士长上午未在病区跟班检查工作每例次扣0.5分 4.未按月考评学分扣0.3分 5.各级人员未按规定履行职责每例次扣1～5分 6.各级护理人员违反规章制度，每例扣0.5～5分 7.安排未准入护士单独从事护理工作，每例扣5分 8.未经医院批准私自聘用护士从事护理工作，每例扣5分 9.护士长无故不参加例会每次扣0.5分 10.未履行护士长职责科室发生重大护理问题扣除当月护士长岗位津贴 11.所属科室发生重大护理问题，扣除当月总护士长岗位津贴 12.实习护士单独执行护理操作或违反护理技术操作规定每次扣带教老师1分	平时收集，按月汇总
护理服务	1.护士着装、仪表、行为举止不符合要求，每人次扣0.1～0.3分 2.抽查中发现患者对护士服务态度不满意每次扣0.5分 3.抽查中发现护士服务不热情、不主动（未热情接待来人、未主动巡视病房、未及时解决患者问题等），未使用规范用语，每例扣0.3分 4.护士长未按要求主动征求患者意见并及时处理患者提出问题、出院前未征求患者意见，每项扣0.5～1分 5.护士长24小时内未与新入患者见面，每项扣0.5～1分 6.护士长未定期召开工休座谈会等，每项扣0.5～1分 7.住院患者对护理工作满意率（≥95%），每低一个百分点扣0.5分 8.抽查中发现不符合护士行为规范的其他问题每项扣0.3～1分	1.平时收集，按月汇总 2.问卷调查

续表

考评内容	扣分标准	检查方法
病区管理	1.病区管理质量（≥95%），每低1个百分点扣0.5分 2.有过期物品、药品（非急救类）每项扣0.3～1分 3.未按规定进行麻醉精神类药品管理，每次扣0.5～3分 4.病区普通药品未分类放置，标识不明确每项扣0.3分 5.抽查发现陪伴、探视管理制度不落实每项扣0.3分 6.未按院规定进行实习生、进修生带教、管理每项扣0.5～1分 7.未按要求进行质控检查、组织质量分析、无改进措施，扣0.3～1分 8.护理工作年度计划制定不及时、落实不到位，扣0.3～1分 9.护理部下达的文件未及时学习落实并登记，扣0.3～1分 10.抽查中发现病区管理其他问题每项扣0.3～1分	平时收集，按月汇总
消毒隔离	1.病区消毒隔离管理质量（≥95%），每低1个百分点扣0.5分 2.各种物品未按规定标识开启与失效日期扣0.1～0.3分 3.抽查中发现消毒隔离管理其它问题每项扣0.3～1分	平时收集，按月汇总
急救物品管理	1.急救物品管理（100%），每低1个百分点扣0.5分 2.抽查发现急救物品管理问题，每项扣0.5～1分 3.护理人员对基本急救知识未掌握，每例次扣0.5分	平时收集，按月汇总
临床整体护理	1.责任制整体护理落实合格率（≥95%），每低一个百分点扣0.5分 2.发现违反分级护理制度、晨晚间护理、危重患者基础护理、专科护理不落实及护理风险评估相关问题，每项扣0.3～0.5分 3.抽查中发现责任护士不了解患者病情，每次扣0.3～1分 4.抽查中发现护理措施未落实每项扣0.3～1分 5.抽查中发现违反护理技术操作规定每次扣0.3～1分 6.抽查中发现临床整体护理其他问题每项扣0.3～1分	平时收集，按月汇总
护理文书	1.护理文书书写合格率（≥95%），每低一个百分点扣0.5分 2.出院病案和抽查中发现护理文书问题每项扣0.2～3分 3.护理文书提前记录扣1分	平时收集，按月汇总
护理安全	1.发生患者实名投诉或护理纠纷，经查实护理工作有过失的扣1～5分 2.不良事件未按规范要求上报、发生后未进行措施改进、无讨论分析记录等扣0.3～1分 3.安全检查中发现问题每例次扣0.5～1分 4.发生医疗缺陷的，按照医院相关管理规定给予扣分	平时收集，按月汇总
其他	1.病区未按规定完成护理科研任务，扣1分 2.护理部组织的专项培训等活动病区未按规定派人参加，扣0.1分 3.每月新护士技术操作考核有成绩不合格者：≤90分，每人次扣0.2分；≤85分，每人次扣0.4分；≤80分，每人次扣0.6分；≤75分，每人次扣0.8分；≤70分，每人次扣1分	平时收集，按月汇总 （注：病区未按规定完成护理任务1项，为按年度汇总）

附录B

护理质量检查评价表

附表B-1 病区管理质量检查评价表

病区＿＿＿＿＿＿＿ 时间＿＿＿＿ 检查人＿＿＿＿ 检查结果＿＿＿＿%

一、护士行为规范

1.护士在岗、在位，无离岗、脱岗
2.护士着装仪表符合要求
3.护理人员行为举止端庄
4.护士站无扎堆聊天、大声喧哗现象
5.护士不看与工作无关书籍、报刊
6.护士上班不打私人电话、不干私事、不玩手机
7.护士值班时精神状态好，无睡觉现象

二、病区环境管理

8.门禁管理规范
9.护士站清洁整齐，无与工作无关物品
10.病区呼叫器使用规范、处于备用状态
11.病区安静无噪声，无常明灯、长流水
12.办公室、更衣室、值班室清洁整齐无杂物
13.晾衣间、阳台清洁无杂物
14.卫生间、污洗间清洁规范、无异味
15.安全通道通畅，防火设备完好

三、病室管理

16.各类物品放置整齐、规范
17.病床下无杂物，病室内不挂晾衣物
18.患者按时作息
19.病床护理标记齐全、准确
20.陪伴、探视管理落实
21.值班、交接班制度落实
22.查对制度落实

四、治疗区域管理

23.治疗室、药疗室、换药室、处置室整洁无杂物，无人时治疗室、药疗室及时锁门
24.药品摆放有序，分类放置，标识清楚
25.各种物品、药品无过期、无变质
26.麻醉精神药品管理、使用符合要求

27.高警示药品有醒目标识，单独存放
28.医用冰箱管理规范，物品分区放置
29.各种车辆、治疗盘及储物柜清洁规范
30.仪器清洁无尘、定期保养性能良好
31.输血后血袋处置方法正确

五、护理质量管理

32.按要求落实责任制整体护理排班
33.病区有一级质控小组及分工，按要求进行一级质控有记录
34.护士长跟班检查有记录
35.每月组织质量分析，对质量问题有改进和跟踪
36.每月组织安全隐患分析，制定防范措施，有记录
37.不良事件按要求及时规范上报，并进行分析整改有记录
38.护理会诊制度落实并记录
39.护士长按要求组织查房及疑难病例讨论，有记录

六、培训教学管理

40.病区有业务学习、岗位练兵计划并组织落实，记录齐全
41.护士掌握培训内容并落实
42.有突发事件应急预案，护士掌握
43.有各层级护生教学计划并组织落实有记录
44.临床带教老师符合资质要求，专人带教落实

七、其他

45.病区有绩效考核标准和考核记录
46.护士长学分手册按时填写、审签
47.护士学分手册按时填写，护士长按时审签
48.每周征求患者意见有记录
49.每月召开工休座谈会有记录
50.文件资料登记齐全、保存完整，护士知晓

注：检查发现不符合质量标准的项目，在该项目后面打×；

计算方法：病区管理质量合格率＝$\dfrac{检查合格项目数}{检查总项目数}×100\%$

附表B-2　急救物品管理检查评价表

病区＿＿＿＿＿＿　　　时间＿＿＿＿　检查人＿＿＿＿　检查结果＿＿＿＿%

一、急救车管理

1. 急救车定位放置
2. 急救车内物品摆放有示意图
3. 急救车清洁整齐，各种标签清楚
4. 护士按规定检查（有一次性锁的每周检查、其余每班检查）
5. 护士长按规定检查登记（有一次性锁的每月检查、其余每周检查）
6. 一次性锁锁好，每班检查并记录

二、急救药品管理

7. 急救车药品与基数相符
8. 急救药品无过期、变质
9. 药品标签清楚，在有效期内
10. 急救车内按规定备有液体

三、急救物品管理

11. 急救物品数物相符
12. 急救物品按图放置有序
13. 急救车物品标识清晰，无过期物品
14. 急救车内备有套管针、透明敷料
15. 急救车内备有注射器、排气管
16. 急救车内备有输液器、三通
17. 急救车内备有玻璃接头
18. 急救车内备有头皮针
19. 急救车内备有网套、胶贴
20. 急救车内备有止血带、垫巾
21. 备有一次性换药包（B包）
22. 急救车内备有污物罐
23. 急救车内备有砂锯、复合碘棉签
24. 急救车内备有消毒干棉签、止血钳、开瓶器、胶布
25. 急救车内备有纱布、棉球
26. 急救车内备有简易呼吸器（含面罩），清洁消毒后单包装避污存放
27. 急救车内备有口咽通气道
28. 急救车备有喉镜且避污保存
29. 急救车插管物品齐全（气管导管、牙垫、舌钳、压舌板、导丝、10ml注射器、开口器、宽胶布）
30. 急救车备有手电筒，功能正常
31. 急救车内电池有电且在有效期内
32. 急救车内备有听诊器
33. 急救车内备有血压计，校验日期在有效期内
34. 急救车内备有吸氧管、湿化瓶
35. 急救车内备有尿管、尿袋
36. 急救车内备有胃管
37. 急救车内备有吸痰管
38. 急救车内备有负压吸引瓶、压力表
39. 急救车内备有绷带、约束带
40. 急救车内备有无菌手套和护理手套
41. 电源插板性能良好
42. 心脏按摩板定位
43. 急救车备有钟表且时间准确
44. 急救车备有手消液、垃圾桶
45. 急救车备有锐器盒
46. 急救车内备有专科护理用物
47. 急救车内备有氧气枕

四、急救仪器设备管理

48. 吸引装置性能良好（相关专科备有电动吸引器）
49. 急救、监护仪器性能良好，放置有序
50. 急救、监护仪等设备定期保养并记录

注：检查发现不符合质量标准的项目，在该项目后面打×；

计算方法：急救物品管理合格率＝$\dfrac{检查合格项目数}{检查总项目数}×100\%$

附表B-3　消毒隔离管理检查评价表

病区＿＿＿＿＿＿＿　时间＿＿＿＿　检查人＿＿＿＿　检查结果＿＿＿＿%

一、感染监控记录手册

1.感染监测本填写正确、无漏项

二、药疗室、治疗室

2.清洁、无菌、污染物品按区域分类放置

3.医疗用品标识明确

4.一次性物品一次性使用

5.无菌技术操作前后洗手或用手消毒液消手

6.无菌技术操作人员防护隔离用品使用正确

7.无菌物品标签完整清晰、未开启前无标注

8.无菌物品开启后注明时间

9.各种无菌物品在有效期内使用

10.无菌器械使用方法正确

11.不能多人共用一袋液体

三、患者房间

12.无菌吸痰一次一管，废弃吸痰管处理规范

13.静脉穿刺操作一巾一带一针一管一持针器

14.护士操作符合无菌技术原则

15.一次性雾化管路每周更换，面罩避污保存

16.长期吸氧时，鼻导管接头避污保存

17.氧气湿化瓶内灭菌蒸馏水每日更换

18.氧气湿化瓶每周消毒1次

19.一次性吸氧装置在有效期内，使用规范

20.湿化瓶长期备用时干燥避污保存

21.呼吸机冷凝水消毒后倾倒，消毒液配制方法正确

22.长期应用呼吸机患者管路每周更换1次，管路消毒规范，备用管路密闭存放

23.湿化罐内灭菌蒸馏水每日更换，备用罐干燥避污保存

24.隔离符合感染性疾病要求，隔离标识正确，隔离物品单独使用

25.护士手卫生落实

26.洗手方法正确

四、处置室

27.消毒液现用现配，配制方法正确

28.雾化器一人一管一面罩

29.雾化面罩每次用后立即冲洗，擦干、避污存放

30.持针器每次用后消毒，干燥避污保存

31.体温计用75%乙醇浸泡消毒30分钟或用0.05%含氯消毒剂消毒15分钟，干燥避污保存

32.特殊感染性疾病患者体温计用0.05%含氯消毒剂消毒30分钟，干燥避污保存

33.体温计浸泡液（75%乙醇）使用过程中不添加，每24小时更换

34.破碎体温计回收、报废流程正确，破碎体温计及时送走

35.日常使用血压袖带每周清洁消毒

36.沾染患者血液体液的血压袖带立即用0.05%含氯消毒剂浸泡消毒，清水冲洗晾晒

37.公用听诊器每日用75%乙醇或0.05%含氯消毒剂擦拭消毒

38.电话每日用75%乙醇或0.05%含氯消毒剂擦拭消毒

39.诊疗床干净整洁，无血渍污渍

五、污物间

40.量杯、量桶用后每日消毒，晾干备用

41.负压吸引瓶无污渍、锈斑，每日清洗后更换消毒液

42.便器消毒规范，公用便器每次用后消毒

43.自备便器每周集中用0.1%含氯消毒液消毒30分钟备用

44.床单位终末处理规范，特殊感染时消毒或更换

45.隔离患者的设备、器械、物品消毒符合规范

46.垃圾按标识分类放置，处理符合规范

47.垃圾桶加盖，垃圾无外露、遗洒，垃圾及时清理

48.锐器处理流程正确

49.医疗废物移交记录完整

50.其他未执行相关规定的操作（各中心特殊要求）

注：检查发现不合格的项目，在该项后面打×；

计算方法：消毒隔离管理合格率 $= \dfrac{\text{检查合格项目数}}{\text{检查总项目数}} \times 100\%$

附表B-4　责任制整体护理落实检查评价表

病区_____　时间_____　检查人_____　检查结果_____%

一、护理评估

1. 入院患者有风险评估（压疮、跌倒、坠床、疼痛、导管滑脱、液体外渗等）
2. 首次评估记录本班次内完成
3. 护理记录中有评估结果及措施
4. 床旁有风险警示标识且与评估结果相符
5. 护理评估动态、连续，变化时及时记录
6. 风险防范安全措施落实
7. 有过敏史患者病历夹有过敏标识

二、基础护理

8. 患者着装符合要求，按规定戴腕带
9. 床单位整齐，床单、被套、枕套无污迹
10. 患者卧位舒适，肢体处于功能位
11. 全身清洁无异味
12. 分级护理落实
13. 晨、晚间护理落实
14. 饮食护理落实
15. 头发清洁，胡须及指、趾甲短
16. 会阴、肛周清洁
17. 皮肤无胶迹、无血尿便迹
18. 输液患者需协助如厕
19. 卧床患者被动体位时需定时翻身并记录
20. 约束具使用符合要求（有医嘱、知情同意书、每小时观察记录约束部位皮肤情况）
21. 按时发药、服药到口
22. 更换液体端治疗盘或推治疗车
23. 胃管按要求更换、有标识、有记录
24. 尿管按要求更换、有标识、有记录

三、专科护理

25. 掌握专科疾病护理常规
26. 专科护理技术规范
27. 专科护理落实
28. 病危患者有护理计划
29. 各种管道通畅、固定正确有标识
30. 气管插管、气管切开护理落实
31. 中心静脉置管、PICC、套管针维护规范，三通接头无血渍、污渍
32. 引流袋按要求更换、有标识
33. 掌握患者心理状态，有护理措施

四、主动服务

34. 护士服务热情，主动介绍自己
35. 护士了解患者权利和义务
36. 护士对患者做到七知道
37. 护士主动巡视患者
38. 护士对患者提出的问题及时反馈
39. 护士主动迎接新患者
40. 护士掌握病区情况做到一口清
41. 护士注意保护患者隐私
42. 护士长当日与新患者见面，处理患者诉求

五、健康教育

43. 患者了解医院陪伴、外出等有关规定
44. 患者知道自己的护理等级和活动范围
45. 患者知道自己的责任护士
46. 患者了解护理风险的预防措施
47. 患者知道自己所用主要药物的名称、方法及注意事项
48. 患者了解特殊检查目的、准备及注意事项
49. 患者了解围术期准备及注意事项
50. 患者出院指导落实

注：检查发现不符合质量标准的项目，在该项目后面打×；每个病区检查3名患者，总项目数为150项；

计算方法：责任制整体护理落实合格率$=\dfrac{检查合格项目数}{检查总项目数}\times100\%$

附表B-5 护理文书质量检查评价表

病区_____ 时间_____ 检查人_____ 检查结果_____%

一、体温单

1. 眉栏填写齐全
2. 标记准确
3. 入院、手术、分娩、转科、出院时间记录正确
4. 按规定测量、记录
5. 血压记录正确
6. 呼吸记录正确
7. 出入量记录准确
8. 每日有排便记录
9. 每周有体重记录
10. 身高记录正确
11. 术后日期记录正确
12. 满页打印

二、医嘱记录单

13. 打印清晰、整齐
14. 皮试结果有记录且正确
15. 及时整理
16. 执行时间合理
17. 不得涂改或写"作废"

三、医嘱本

18. 护士长按时签名
19. 打钩正确规范
20. 临时医嘱执行及时
21. 执行输血医嘱双人签名
22. 医嘱处理正确
23. 皮试结果有记录且正确
24. 执行时间合理
25. 按时查对并有签名

26. 签名正确字迹清楚

四、交班报告

27. 栏目填写齐全
28. 无涂改墨迹
29. 无错别字
30. 书写规范
31. 运用医学术语
32. 病情观察记录详细
33. 记录具有连续性
34. 交接内容全面
35. 交班当日护士长签名

五、护理记录

36. 格式正确
37. 无错别字
38. 记录准确、真实
39. 记录连续、及时
40. 书写规范
41. 运用医学术语
42. 签名字迹清楚
43. 按时出入量总结
44. 记录单首页无缺项
45. 病危患者护理记录能反映护理计划内容
46. 抢救用药记录与医嘱单一致
47. 医嘱、体温单、护理记录三单死亡时间一致
48. 死亡患者有小结
49. 归档病历护理资料齐全
50. 满页打印

注：检查发现不符合质量标准的项目，在该项目后面打×；每个病区检查3名患者，总项目数为150项；

计算方法：护理文书质量合格率＝$\dfrac{\text{检查合格项目数}}{\text{检查总项目数}}\times 100\%$

附表B-6　住院患者满意度调查问卷

尊敬的伤病员同志：

为全面了解我院护理服务质量，改进我们的护理工作，为伤病员提供更加优质的护理服务，特对您住院所在病区的护理工作进行调查。本调查是以匿名的形式进行的，收集的资料只作为分析病区护理质量所用，对您和护士不会带来任何影响。请您如实填写各项调查内容，感谢您的大力支持与配合！

您评价的病区为＿＿＿＿＿＿＿＿＿＿＿＿＿＿＿＿＿＿＿＿＿

以下调查内容请在您认为合适的选项上打"√"。

内容	满意	一般	不满意	未经历
1.入院时护士向您进行的入院介绍				
2.护士服务态度热情，主动巡视病房，询问您的病情和要求				
3.您卧床或行动不便时，护士及时协助您洗漱、清洁、翻身等				
4.护士向您介绍饮食、活动、用药、检查、手术前（后）注意事项及康复护理知识				
5.您对疾病紧张焦虑时护士能关心安慰您				
6.护士在接待及治疗过程中注意保护您的隐私				
7.您使用的床单、被套及休养服及时更换				
8.护士的技术操作				
9.病区环境安静、清洁、整齐				
10.护士长经常看望您，倾听意见，帮助解决问题				

您最满意的护士：＿＿＿＿＿＿＿＿＿＿＿＿＿＿＿＿＿＿＿＿＿＿＿＿

您对护理工作的意见与建议＿＿＿＿＿＿＿＿＿＿＿＿＿＿＿＿＿＿＿＿＿

注：①每病区随机抽查10名患者，按"满意"2分，"一般"1分，"不满意"0分，将"未经历"项目剔除，计算总分；②满意度值＝10份问卷合计得分／[（100－未经历条目数）×2]